U0016644

1週2食材
讓心不發炎的
解憂飲食

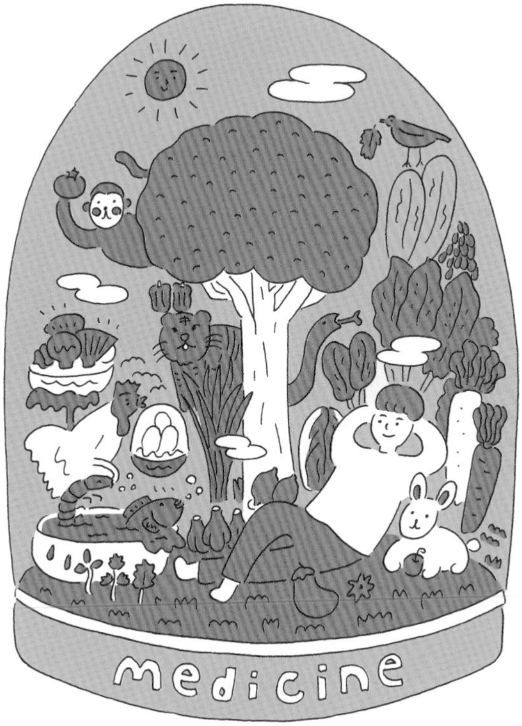

心好累？讓「調身也調神」的食療習慣
為你去煩、除勞、免疫吧！

大久保愛 著　陳怡君 譯

〈前言〉

每日的飲食，是解憂除勞的良方

現在手上捧著這本書的你，內心想必是打了好幾個結，腦袋一片空白，或是十分焦慮不安吧？

我們的生活，總是繞著每天的工作、人際關係、家庭煩惱、孩子的教養等各種問題打轉；我們的心，也因而逐漸累積出以下的負面情緒：

□ 沒來由的煩躁感

□ 莫名的不安

□ 心情總是陰沉晦暗，開心不起來

□ 思緒無法集中

□經常感到焦慮
□不想與人見面
□心靈脆弱容易受傷

此外，你是否也會隨著季節的變化而覺得心好累，有如下的感受？

□1到2月就格外煩躁
□到了7月末，就特別焦慮、心神不寧
□10月或11月時總是情緒低落，做什麼事都提不起勁

如果這些症狀讓你心力交瘁，代表你的心正在逐漸枯萎。若是置之不理，憂鬱症、恐慌症或許就會悄悄上門……

我想要告訴這些心緒正逐漸失調的人，從今天起，改變你們所吃的食物吧。也就是說，從調整日常的飲食開始做起。

以下三個具體的作法，希望大家能牢記在心：

① 大量攝取能夠強健心緒的「營養」
② 不要再吃那些容易導致「發炎」、擾亂心緒的食物
③ 了解季節與大自然的運作，會讓心產生哪些不適症狀

我是提供中醫漢方諮商的藥劑師，同時也經營身心科的門診藥局，每天都要面對許多與心緒失調症狀奮戰的患者。

無論是「希望變得樂觀積極、充滿自信、活力十足」而諮詢中醫處方，或是拿著身心科開立的處方箋前來商討，對於這些患者，我都會給他們一個共通的建議，那就是──「改善飲食」。

老實說，有太多患者都忽略了飲食的重要性，大部分的人都以為只要吃藥，早晚能治好這些心理上的不適。症狀的輕重和服用中的藥物療效，自然是因人而異，但就我的經驗來說，光是依靠吃藥，很難完全解決心緒失調的問題。

飲食或生活失序的人，無論吃了多少藥物、用什麼方式治療，只要不改變現行的飲食與生活習慣，心緒失調的狀態還是會一直存在。

就算吃藥後暫時改善了，一旦又承受壓力，或是受到季節、氣候的影響，很快又會故態復萌。

然而，如果是在每天的飲食當中慢慢做改變呢？比起吃藥，你一定會覺得更輕鬆自在，心理狀態也會和從前有所不同。

一日三餐，從嘴巴吃下去的食物，當中所含的營養在經過幾個小時後，就會化為血肉，滋養身體。

是的，**每天的飲食，才是效果最好的「藥」。你吃下了什麼東西，身心當然也會呈現出相應的結果。**

或許有人會問：「話雖如此，可是內心已經嚴重失調了，哪還有氣力去考慮要吃什麼呀？」縱使明白飲食對健康的重要性，但是當心已經好累、好疲憊，對飲食也會提不起興趣，三餐往往是應付一下就草草了事。

其實，覺得心好累的時候，我們才更應該以簡易可行、符合自己需求的方式，留意準備每一天、每一週、每個月的飲食，不是嗎？

本書是以中醫漢方的思想（大自然對人類造成的影響）、身心的連動關係、營養學，以及活化腸道的理論為基礎，為大家介紹在每一週、每個月，或是身心疲累時，可以嘗試看看的飲食建議與參考。

我的目標是希望大家都能學會以與生俱來的力量，藉由適宜的「食療習慣」，重新找回「健康、有朝氣的自己」。

「目前正缺乏這種營養」、「覺得心緒有點失調時，最好避免吃這個食物」、「這個季節很容易出現這種狀況，要特別留意」……如果知道每個時間點可以透過哪些食療知識來保護自己，心就不會輕易受到干擾。

此外，到了便利商店或超市，如果不知道該買些什麼才好，也能像這樣幫助自己做出決定：「這週不要吃巧克力，改吃堅果吧。」「放棄咖啡，改喝茶吧。」

只要遵循本書所建議的食療習慣，疲憊不振的身心一定能漸漸恢復元氣。就讓我們努力重現那個「神采奕奕、熱情進取，總是以笑容迎接每一天」的自己吧。

我非常期待見到這樣的你，現在就讓我們開始吧！

本書使用方法

1

翻到當月內容所在的頁面，看看當月的整體氣候特徵、容易出現的身心失調症狀，以及食療保養方針。

2

翻到包含今日在內的當週頁面，了解當下的氣候會對身心產生哪些影響、引發什麼症狀，同時檢視自己的心理狀態。

接著看看「適合本週的好食材」、「搭配使用的好食材」，參考「持之以恆的小技巧」或簡易「食譜」，選擇自己可以接受或可能做到的建議，試著實行。

3

進入下一週之後，再從頭展開另一個全新的食療計畫。

如果覺得上一週的計畫，自己似乎還能執行，也可以延續到下一週，不但效果會提升，心情也會更輕鬆愉快！

4

除了飲食，還可以挑戰做些簡易的運動、按壓穴道，對情緒調適和心理健康也很有幫助。

5

請撥出一些時間，從11頁的序章開始閱讀，就能更深入地理解「這種食材為什麼對健康有益？」「我們的心為何會失調？」等問題。

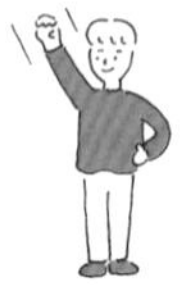

序章 心為何會失調？

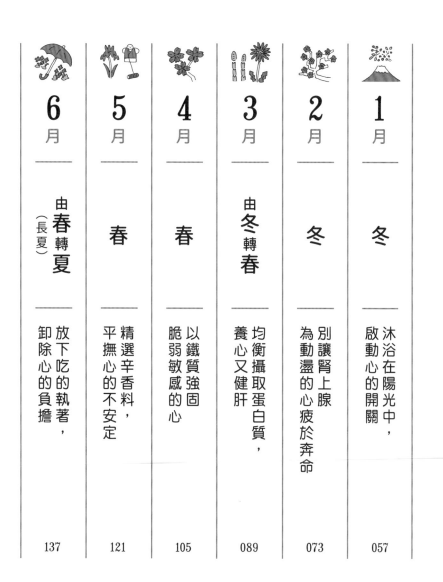

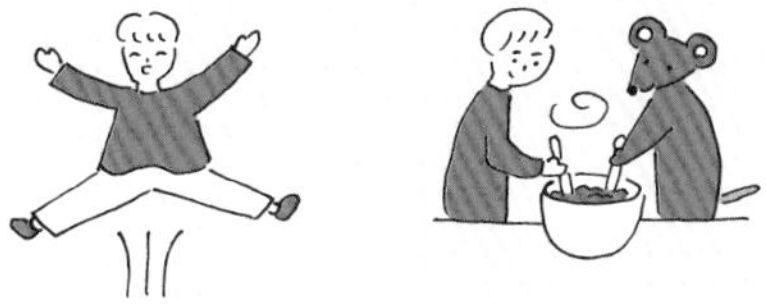

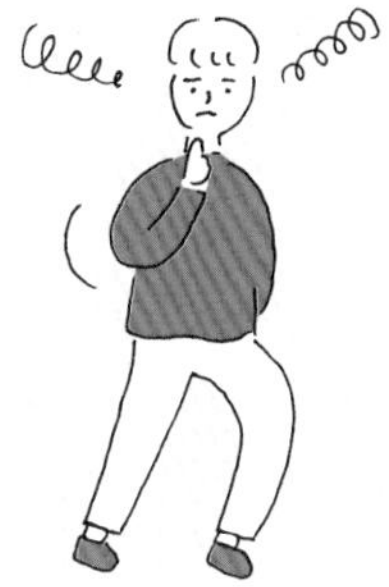

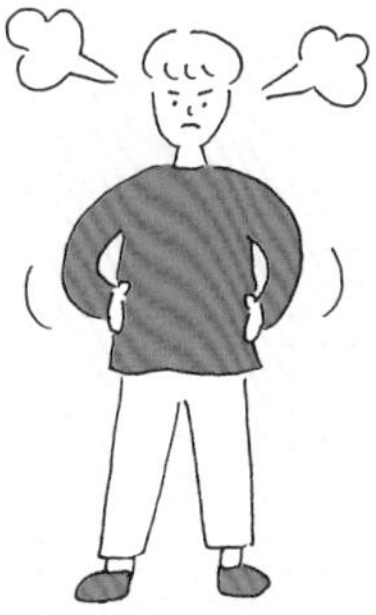

序章

心為何會失調？

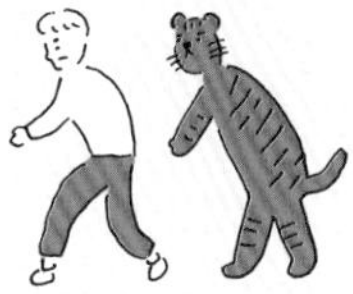

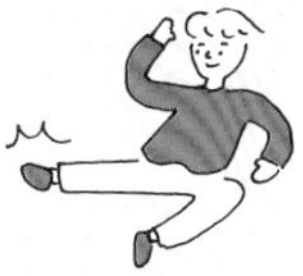

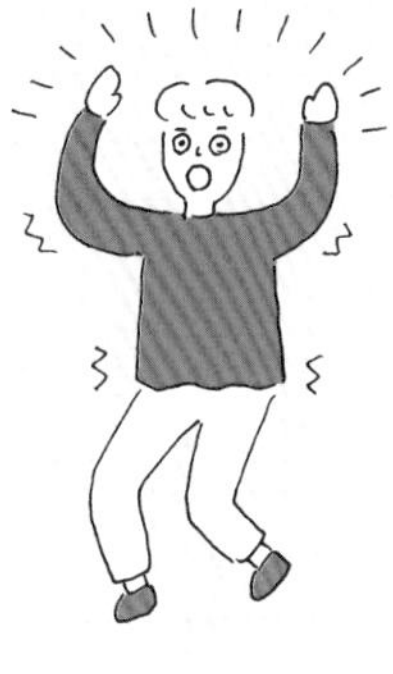

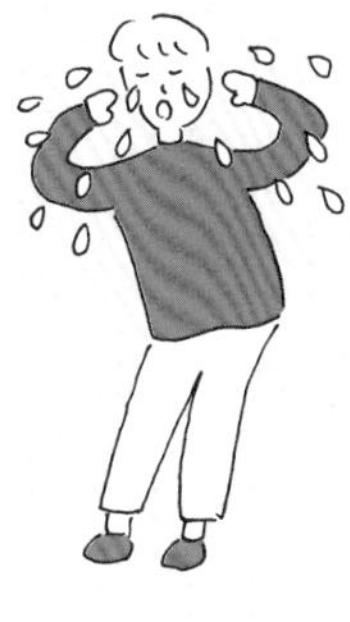

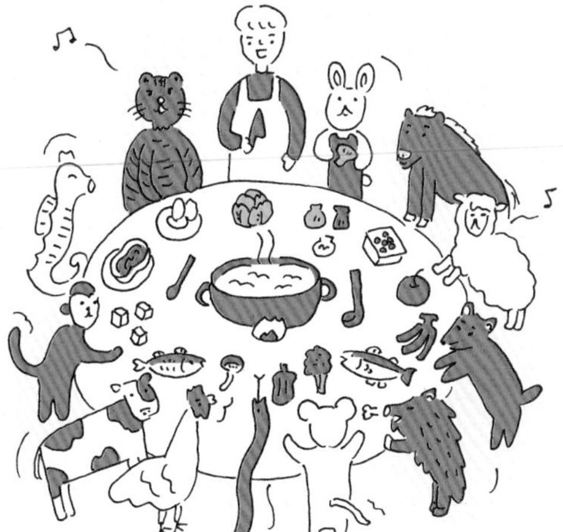

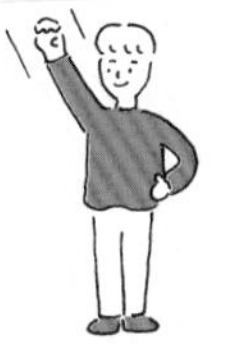

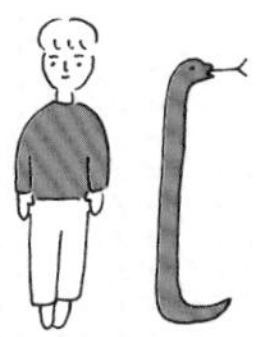

心好累的三大原因

我們的心為何會有失調的感覺呢？

心情躁動、思緒混沌，腦袋不聽使喚，莫名感到焦慮，想做點什麼卻提不起勁，漸漸不太想跟別人碰面……

「反正我的個性就是這樣」……你可能會這樣認為，但先別急著下結論喔。

心之所以失調，或許是這三個原因造成的：

◆原因①缺乏讓心維持開朗活躍的「營養」

◆原因②體內堆積了無用廢物，難以排除而引起「發炎」，擾亂了心緒

◆原因③「大自然」對我們的心造成深刻的影響

心好累的三大原因

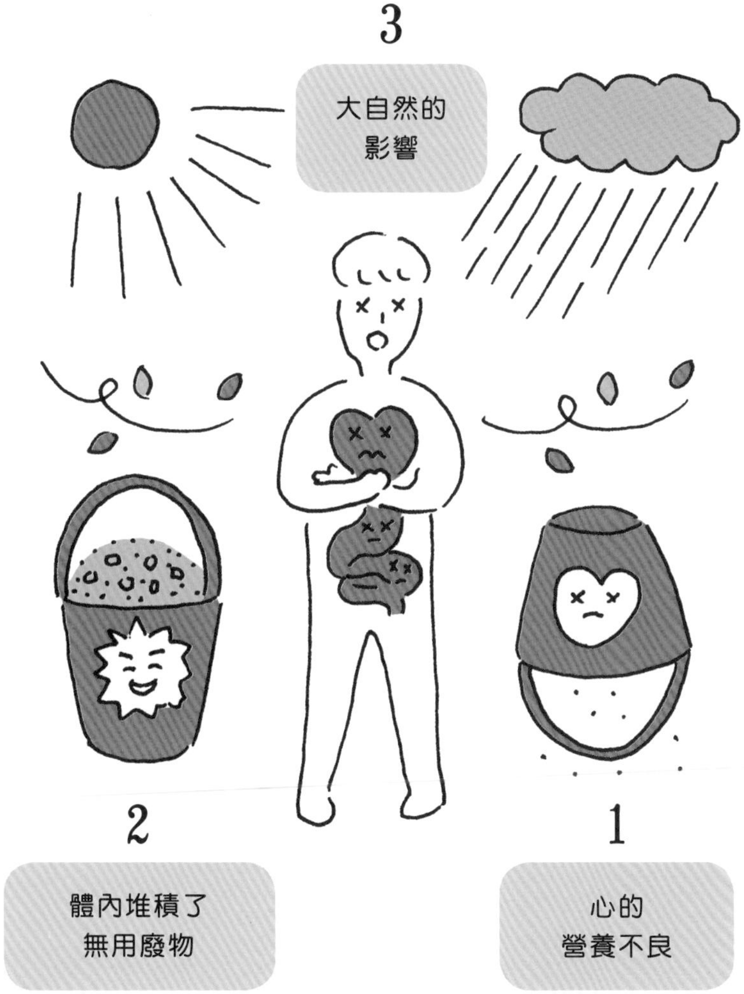
3
大自然的
影響
2
體內堆積了
無用廢物
1
心的
營養不良

心也會「營養不良」？心又怎麼會「發炎」？

看到原因①，或許有人很驚訝：「心也會營養不良？」

沒錯，確實如此！

心的健康，必須要仰賴各種「荷爾蒙」（正式醫學名稱為「激素」）確實發揮作用，維持身體各方面的均衡。**心所需要的荷爾蒙並不會源源不絕地自然產生，若是少了用來製造這些荷爾蒙的必要「養分」，就無法穩定地分泌。**

荷爾蒙一旦停止分泌，身體或大腦的運作將會失去平衡，並直接對心理狀態造成影響，讓我們情緒低落、悶悶不樂，有憂鬱傾向，做什麼都提不起勁。即便是平時開朗樂觀的人，若未攝取到足夠的養分以促使這些荷爾蒙分泌，也可能因此無法承受壓力，變得負面、消極。

不過，我們也沒有必要拚命攝取心所需要的養分。負責吸收食物中的養分、將其轉化為製造荷爾蒙的原料，是「腸胃」的工作。避免增加腸胃的負擔，使其維持在最佳狀態，才能讓心確實吸收到所需的營養。

此外，就如同原因②所說，當體內堆積了太多沒有用處的廢物，卻無法排出體外時，就可能引起「發炎」，讓心也跟著失調了。

相信大家都聽過引發腸道不適的「壞菌」與「腸漏症」吧？這是因為吃下太多不該吃的東西，造成腸胃的負擔，未消化的食物、細菌、重金屬等有害物質被人體吸收後，便引起了「發炎症狀」。這種明顯的腸道環境失調狀態，會導致身體不適，也會擾亂心的正常運作。

腸道環境若是惡化，心就無法順利取得需要的養分，於是產生了情緒不穩、過度興奮或精神恍惚等症狀。

中西醫都認為，「腸胃狀態」會對心造成影響

在這個章節，我們來談談「中醫」。本書主要是以中醫、營養學、腸道保健為理論基礎，向大家介紹如何藉由日常飲食的調節與療養，來預防心緒失調的問題。

中醫是源自中國的傳統醫學。不同於西醫只針對疾病本身或身體不適的部分進行治療，中醫認為「人是大自然的一分子」，著重「整體性的考量」，藉由重新審視飲食、體質、生活習慣的「養生」，刺激穴道進而達到療效的「針灸」，以中醫理論為基礎開立的「藥方」等，維持身體各部分的均衡運作，進而改善失調、治癒疾病。

中西醫學沒有孰優孰劣的問題，善用並結合兩者的優點，讓身心維持在最理想的狀態，就是最好的選擇。本書正是採用西醫的「營養學」，搭配中醫基於「整體考量」所發展的「食療養生」觀點，綜合兩者的「特長」，提供最佳的飲食調養建議。

從中醫的觀點來看，一旦發生以下兩種情況，心就容易生病：

◆有用的「血」不足

◆無用的「痰濕」或「濕熱」積聚在體內

這裡的「血」是一種能使情緒穩定的物質。先前不斷提到的心的「養分」，也是有助於穩定情緒的要素，這與中醫所謂的「血」是相同的概念。

「痰濕」則是指堆積於體內的「廢物」，也是導致身心困頓、乏力的最主要原因。這些廢物在一段時間後會形成火氣、引起發炎，導致情緒容易波動，「痰濕」也逐漸轉變為「濕熱」。

因此，先前提到由腸道失調所引發、進而擾亂心緒的「發炎症狀」，也就是中醫所謂的「痰濕」、「濕熱」。

亞洲人的腸胃偏弱，容易引發疾病

根據中醫理論，人的體質（中醫稱之為「證」）會受到腸胃狀態影響。也就是說，身心是否健康，都要看腸胃功能的強弱來判斷。

自古以來，包括日本人在內的亞洲人，都屬於腸胃功能較弱的族群，而導致胃疾的最知名元凶，便是「幽門螺旋桿菌」。幽門螺旋桿菌能夠中和胃酸，創造出適合自己生存的環境，延續其存活的壽命。

當胃酸分泌不足時，腸道環境會隨之惡化。原本靠胃酸分解的蛋白質無法順利被分解，而應該在胃部被消滅的細菌和病毒，於是一路暢通來到了小腸，開始大量繁殖，並且在腸道內製造大量的氣體，妨礙腸道吸收養分。此外，棲息於亞洲地區的幽門螺旋桿菌，與歐美地區的種類不同，很容易引發胃潰瘍、萎縮性胃炎、胃癌等疾病。在日本、中國、韓國、蒙古等地，由幽門螺旋桿菌造成的胃癌致死率極高，歐美則相對偏低。

日本特有的多濕氣候，是造成日本人腸胃功能偏弱的另一個原因。根據中醫理論，

幽門螺旋桿菌導致腸胃功能惡化

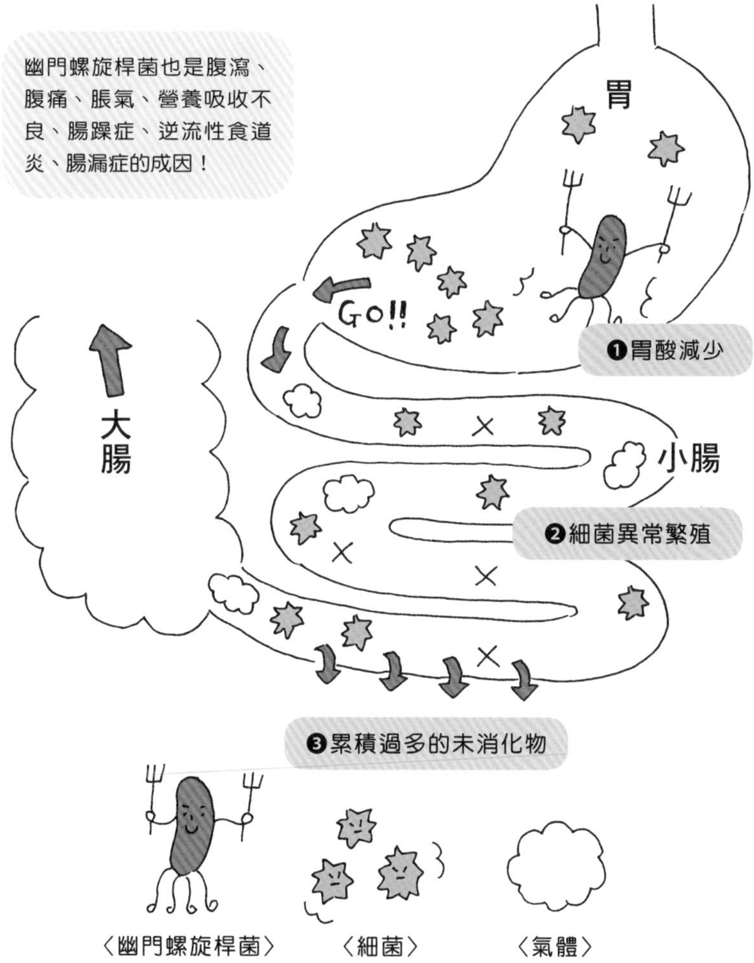

濕氣太高容易導致腸胃功能低下，由於太平洋送來了飽含水氣的風，包含日本在內的亞洲地區，濕度多半偏高。因此，亞洲人自古就十分重視腸胃的保養。

由此可知，從飲食中攝取適宜的養分，以製造讓心正常運作所需的荷爾蒙，同時把負責吸收這些養分的腸胃調整到最佳狀態，避免吃下會破壞腸道環境、導致體內發炎的食物，是多麼重要的事。一旦出現了擾亂心緒的發炎症狀，記得一定要補充「能夠抑制發炎的養分」。

從32頁開始，我們將針對心所需要的養分，以及會導致發炎、擾亂心緒的食物，具體、詳細地解說食材名稱、營養成分，以及其中的作用與效應。

至於本書最強調的原因③——大自然對我們的心造成深刻的影響，將緊接著在下一節說明。

我們的心，一直受到大自然變化的深刻影響

人類也是自然界的一分子，大自然的變化，當然也會對心造成深刻的影響。

春夏秋冬的四季交替，每日溫度、濕度的細微變化，風的強弱，雨的冷暖，氣壓的高低，甚至是陽光強烈與否……對於自己所處的自然環境，大家都是怎麼體會的呢？

要是沒有特別去留意，恐怕不會有太明顯的感受，但人類也是生物的一種，會跟其他生物一樣，深受大自然的影響而使身心產生變化。

具體來說，以下三種自然界的要素，特別容易對心造成影響：

◆①以中醫「陰陽五行」理論為本的四季轉換

◆②每個季節的日照時間

◆③不同季節的雨・風・氣壓變化

從「陰陽五行」來了解，季節轉換時容易出現的心緒失調症狀

在這裡，我要對季節下個定義，這個定義會更接近我們實際感受到的氣候變化。首先，我會將一整年的季節分成五個類型，這個概念源自於中醫的「陰陽五行」思想，不論是大自然、人體、心緒、食物等，世上所有事物都可以歸納在這五大類之中。

一年當中，除了春夏秋冬，再加上一個「長夏」，可以分為「五季」。所謂「長夏」，是從濕度高的梅雨季直到颱風結束的秋天這一整段時期，大概就是春天的尾聲再加上整個夏天。每個季節都有不同的氣候特徵：春天是「風」，夏天是「熱」，秋天是「燥」，冬天是「寒」，長夏是「濕」（25、30頁）。以「陰陽五行」為本，根據「太陽與月亮的位置」，一年又可分成「陰」與「陽」兩段時期：

◆一天當中，面對太陽的時間較長的時期，稱為「陽」

◆一天當中，面對月亮的時間較長的時期，稱為「陰」

如此一來，根據太陽與月亮位置的變化，一年中日與夜的長度幾乎等同的「春分」和「秋分」，正可做為日照時間長短的分界線。在春分之後，我們面對太陽的時間逐日增長，這段時期屬「陽」，而春分就是春天的起始點；過了秋分之後，人們面對月亮的時間逐日增長，這段時期則屬「陰」，而秋分就是秋天的起始點。面對太陽的時間最長的「夏至」，為夏天的起始點；面對月亮的時間最長的「冬至」，則為冬天的起始點。

◆**春分：太陽從正東方升起，往正西方落下。這一天的日夜等長，各占一半（實際上夜會稍長一些）。**

◆**夏至：這一天太陽最靠近北方，白天也最長。**

◆**秋分：太陽從正東方升起，往正西方落下。這一天的日夜等長，各占一半（實際上日會稍長一些）。**

◆**冬至：這一天太陽最靠近南方，白天也最短。**

不同的季節，陽光照射地球的角度都不一樣，也因此形成了日照時間的長短、陽光的強弱、氣溫的高低等變化。陽光的力量遠遠超乎我們的想像。例如，維生素D這種心所需的養分、不可或缺的脂溶性維生素，在不同日照條件下生成的量，也會有所差異。缺乏維生素D會導致心緒失調，這也是在日照較短的冬天和屬「陰」的期間，我們的心特別容易出狀況的原因之一。除了太陽位置的影響，在雲量偏多的梅雨季節，日照同樣較短，因此也常會出現情緒適應的問題。

人體的五大特性，與季節密切相關

人體可以分成「心、肝、脾、肺、腎」五臟[1]。五臟的運作和功能會彼此影響，在取得平衡的過程中，有時會讓人體呈現極佳狀態，有時則會造成紊亂，這些好與壞，都會慢慢形塑出我們的「個性」與「體質」。

此外，人體最重要的就是「氣」、「血」與「津液[2]」。「氣」指的是「能量」，也就是啟動身與心的能源；「血」是滋養人體的養分，也是心的重要支柱；「津液」則是負責潤澤身體。

註1：中醫的「五臟」不同於西醫以解剖學定義的五種單一器官，而是從整體出發、透過經絡連結的五個生理系統，每個系統可能承擔西醫概念中數個器官所包含的功能，其具體作用請見25頁圖示。

註2：津液是指身體中的各種生理水液，包括各臟腑組織內的體液，以及其他分泌液如胃液、腸液、淚液等。

五行的關係

人體與季節有緊密的連結

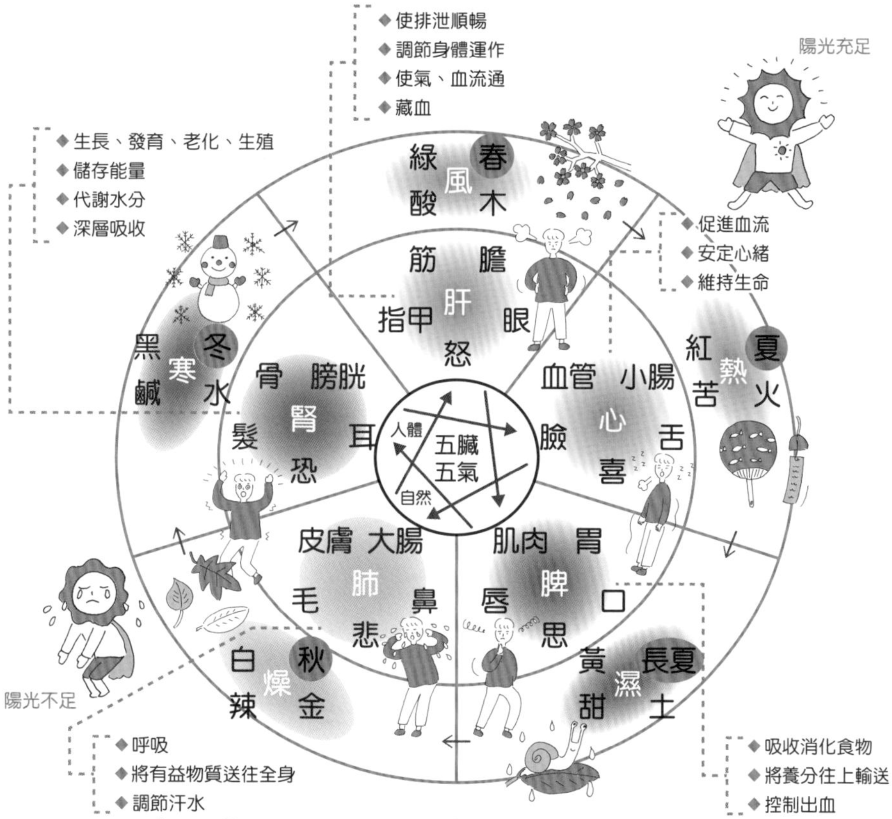

氣

- 元氣之根本
- 動力
- 溫暖身體之力
- 代謝、流通血液及體液
- 積藏必需物之力
- 保護身體之力

血

- 滋養身體
- 安定心緒

津液

- 潤澤身體
- 冷卻
- 正常流動的水分

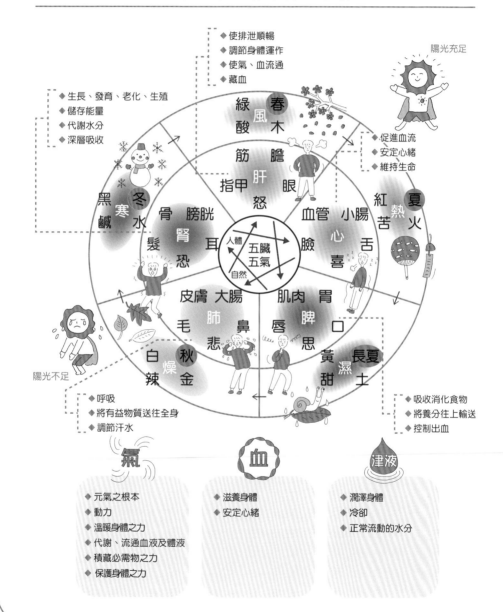

人體的五大特性與「春、夏、長夏、秋、冬」五季息息相關。如同25頁圖示，春季時肝偏弱，特徵是容易生氣，眼睛常感疲勞等，其他季節也是相同的道理。這些特徵就等於是身體上的弱點，只要根據每個季節容易出現的特徵來調整日常飲食，就能順利消解因季節變化造成的心神疲累與煩惱。

人體的五大特性與五季之間的關連影響，在本書的每月、每週食療計畫中都會陸續解說，建議大家可以熟記這個圖表，在處理相關的身心問題時，一定會有所助益。

此外，我們同樣也可以根據這個以人體機能與季節變化為基礎，適用於任何人的基本體系，透過五行來分析個人的體質與當下的身體狀況。

舉例來說，「下雨天就特別憂鬱」、「季節交替時很容易失眠」、「一到冬天就只想窩在家裡不出門」……你是不是也有這些症狀呢？像這樣透過五行分析出自己所屬的類型，了解身體的弱點後，就能對症擇食、預做準備，避免心緒失調。

大家不妨利用27、28頁的圖表，對照目前的身體狀況，找出自己「比較脆弱的臟器」、「容易失調的時期」，以及「心緒傾向」和「食療重點」吧！

找出自己身體弱點的「五行問答」

問題 1 （肝）

- □ 頭痛、肩膀痠痛、背部僵硬
- □ 眼睛疲勞、乾澀
- □ 磨牙、牙根緊咬
- □ 臉部肌肉抽搐

個

問題 2 （心）

- □ 臉部發熱，下半身發冷
- □ 常會心悸或喘氣
- □ 稍微動一下就流汗
- □ 手腳容易浮腫

個

問題 3 （脾）

- □ 容易發胖或變瘦
- □ 嘴唇四周易生口內炎、口角炎
- □ 消化不良、有胃脹感
- □ 容易流口水

個

問題 4 （肺）

- □ 過敏體質
- □ 經常便祕或腹瀉
- □ 不容易流汗
- □ 鼻和喉嚨較脆弱

個

問題 5 （腎）

- □ 經常或很少上廁所
- □ 容易罹患生殖器官方面的疾病
- □ 白髮多或常掉髮
- □ 耳鳴，或者耳朵有閉塞感

個

檢測之後，哪一項打勾最多？
打勾項目最多的地方，
就是最容易出現弱點的臟器。
接著請看下一頁的說明。

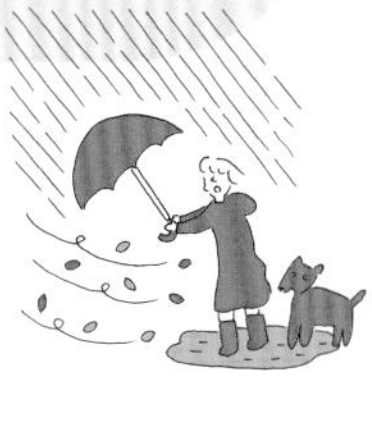

檢視弱點，對症吃出好心情

弱點 1 （肝）

· 容易心緒失調的時期：春
· 心緒傾向：易怒
· 身體失調的導火線：壓力過高

◆ 食療重點 ◆

蛋白質、鐵等礦物質、維生素C、十字花科蔬菜（蛋、牛肉、豬肉、雞肉、檸檬、青椒、綠花椰菜、小松菜、油菜花等）

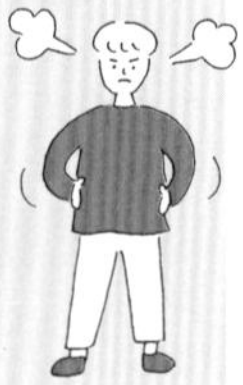

弱點 2 （心）

· 容易心緒失調的時期：夏
· 心緒傾向：不安、失眠
· 身體失調的導火線：運動不夠

◆ 食療重點 ◆

夏季蔬菜、青背魚、油脂的攝取方式（秋葵、埃及國王菜、番茄、沙丁魚、鮭魚、椰子油、毛豆、核桃等）

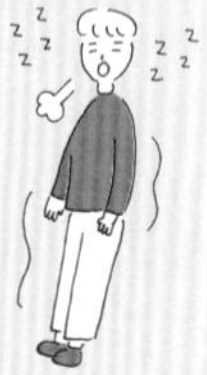

弱點 3 （脾）

· 容易心緒失調的時期：長夏（從梅雨到颱風季節的高溫多濕時期）
· 心緒傾向：過慮
· 身體失調的導火線：飲食不慎

◆ 食療重點 ◆

避免過量攝取精製糖、油、飲料（拉麵、三明治、冷凍食品、果汁、酒、巧克力等）；多吃有助消化的食物

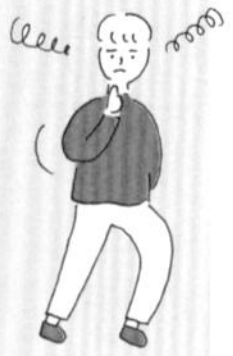

弱點 4 （肺）

· 容易心緒失調的時期：秋
· 心緒傾向：多愁善感
· 身體失調的導火線：便祕、腹瀉

◆ 食療重點 ◆

整腸食物、維生素B群、藥草／辛香料、礦物質（香蕉、蘋果、納豆、凍豆腐、花生、大蒜、洋蔥、青蔥、薑等）

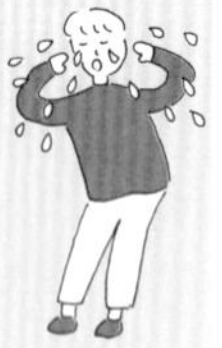

弱點 5 （腎）

· 容易心緒失調的時期：冬
· 心緒傾向：恐懼、容易受驚
· 身體失調的導火線：睡眠不足

◆ 食療重點 ◆

鋅等礦物質、維生素D、助消化食物（蜆、牡蠣、木耳等菌菇類、魷魚乾、山藥、昆布、海帶芽等）

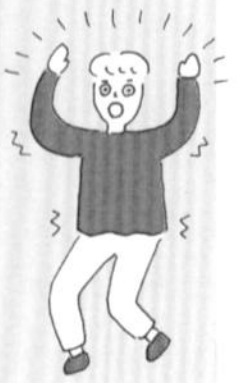

隨著季節的交替，
心緒狀態也會跟著改變，
因此務必要檢視自己的身心狀況，
安排當前適合的「食療計畫」。
至於會讓身體失調的導火線，
最好隨時謹記在心。

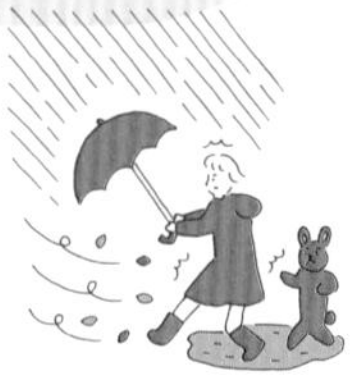

風形成了季節，也影響了我們的心

會造成心緒失調的自然現象中，最不可小看的就是「風」。日本周遭有源自近北極圈的冷氣團「西伯利亞氣團」、「鄂霍次克氣團」，以及源自赤道附近的暖氣團「小笠原氣團」、「揚子江氣團」、「赤道氣團」等。這些暖氣團是範圍非常大的高氣壓，會往氣壓較低的區域流去。不僅如此，終年朝相同方向吹拂的「信風」，以及冬天、夏天時會改變方向的「季風」也會有所影響，於是形成了各具特色的不同季節。

此外，當暖氣團的暖鋒與冷氣團的冷鋒相遇，彼此勢均力敵所形成的「滯留鋒」，會停留在日本上空。在鋒面滯留的期間，人體可以敏銳地感受到氣壓的變化。尤其是低氣壓籠罩時，不少人都會覺得頭痛、乏力。雖說每個人的狀況不同，但是氣壓變化確實容易影響神經，導致注意力不集中，人也會懶洋洋地提不起勁。「菜種梅雨」、「梅雨鋒面」、「秋雨鋒面」、「山茶花梅雨」等，都是會讓人體長時間感受到氣壓變化的滯留鋒，這段期間心緒也特別容易失調。

6月	7月	8月	9月	10月	11月	12月
		中元 				年終 
夏至			 秋分			冬至
日照時間長			（陰）	日照時間短		
梅雨鋒面		秋雨鋒面			山茶花梅雨	
夏（心）不安、失眠				秋（肺）容易傷感		冬（腎）容易害怕、驚恐
長夏（脾）多慮傷神						
自我責備	忐忑不安	傷神失眠	提不起勁	容易掉淚	失去自信	消沉失落
脾胃濕熱	痰熱內擾、脾氣虛	心脾兩虛、心熱	陰虛燥結	肺陰虛、燥邪犯肺	肺腎陰虛、閉藏	脾腎陽虛、腸胃積滯
◆氣壓多變、日照條件不良的梅雨季節 ◆特別偏好會促進多巴胺分泌的食物，要避免以吃消解壓力	◆因高溫多濕無法調節體溫，導致自律神經紊亂，難以散熱，體力下降	◆流汗導致礦物質不足。因悶熱、紫外線、冷氣房、氣壓變化等而產生活性氧	◆秋天容易便祕，導致腸道環境不佳，維生素B群的吸收力下降，合成能量的粒線體效能降低 ◆腦與腸的連動問題擾亂心緒	◆秋天特有的輻射冷卻和乾燥空氣導致「秋季身心失調」 ◆延續9月的腸道虛弱狀況，吸收礦物質的效能不彰	◆空氣乾燥，由於唾液分泌減少，味覺較為遲鈍	◆腹部太冷或飲食不慎，造成腸胃功能低下 ◆避免經常服用會減少胃酸分泌的藥物
少吃砂糖、麩質、高脂肪食物、酒精類	不喝會影響消化吸收能力的冷飲	不吃含Omega 6脂肪酸、反式脂肪的食物	平時就要喝水，記得補充水分	攝取可增加短鏈脂肪酸的食物，調整腸道環境	少吃含有過多添加物的加工食品	避免暴飲暴食、攝取過量的醣類與脂肪
蛋白質、鐵質、維生素B群	夏季食材（夏季蔬菜、椰子油）	Omega 3脂肪酸	整腸食物、維生素B群	礦物質	手工製作的調味料	幫助消化的食材

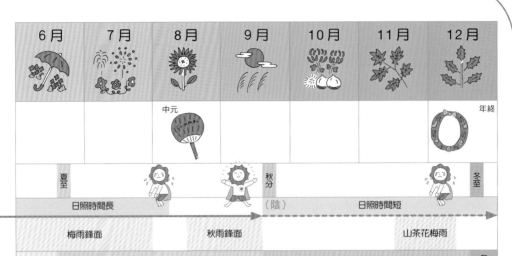

季節與心緒變動對照年表

月份		1月 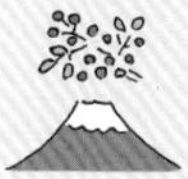	2月 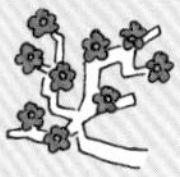	3月 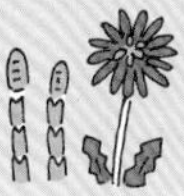	4月 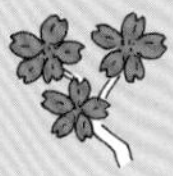	5月 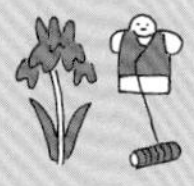
活動		新年 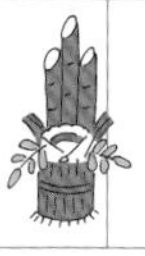		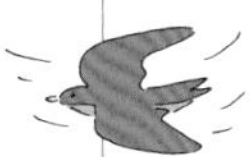	新年度	黃金週 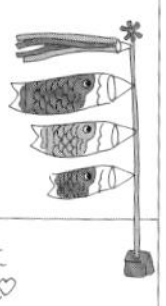
大自然的更迭	太陽位置的變化			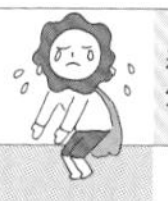 春分	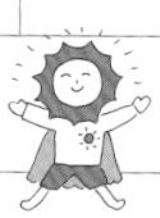	
	日照條件	（陰）日照時間短			（陽）	
	低氣壓（滯留鋒）				菜種梅雨	
心緒變動	季節性的變動	冬（腎）容易害怕、驚恐			春（肝）易怒	
	每個月的變動	不想見人	容易驚慌	時常焦躁	具攻擊性	易感不滿
臟腑辨證（中醫診斷）		腎陽虛、閉藏	腎陽虛、心腎不交	肝血虛、肝陽上亢	肝血虛、肝氣鬱結	肝風、肝膽濕熱
身心出現的發炎症狀		◆日照時間短，血清素、維生素D不足 ◆生活不規律導致生理時鐘紊亂→皮質醇分泌紊亂	◆寒冷等各種壓力導致分泌皮質醇的腎上腺過勞 ◆腎上腺過勞導致血糖調節不良	◆春季過度活躍的肝臟受損 ◆隨著由陰轉陽，累積已久的情緒容易在此時爆發	◆延續上個月的狀況，肝臟的負擔更重	◆未留意飲食，念珠菌在腸道內的數量可能大幅增加 ◆4月的緊張、壓力稍見緩和 ◆面臨將到的6月梅雨季，進入調整期
避免發炎的措施		在固定的時間起床，多曬太陽	少吃會讓血糖值急速飆高的食物	攝取整腸食物或助消化食物，減少消化動物性蛋白質的負擔	利用抗發炎食物促進排毒	少吃砂糖、麩質、高脂肪食物、酪蛋白、酒精類
必需的營養		維生素D	維生素D、鋅	動物性蛋白質	鐵、維生素C	抗發炎食物

補充讓心恢復元氣的「養分」

14頁已經說明過，我們必須攝取適宜、有效的「養分」，順利製造出讓心保有元氣的荷爾蒙，以避免心的「營養不良」。接下來，我將針對這些營養素做更詳細的介紹。

讓情感更豐富：蛋白質、維生素B群、鐵

人為什麼會有喜悅、發笑、興奮、落寞、緊張、不安等各式各樣的情緒表現呢？這些其實都是腦內「神經傳導物質」的作用，而神經傳導物質最需要的養分，就是蛋白質、維生素B群和鐵。

我們吃進去的蛋白質，在腸胃分解成胺基酸後送往腦部，最後形成神經傳導物質。在整個轉化過程中，則必須仰賴維生素B群（B_1、B_2、B_3（菸鹼酸）、B_6、B_{12}、泛酸、葉酸、生物素等）以及鐵的協助。

豐富內心情感的神經傳導物質結構

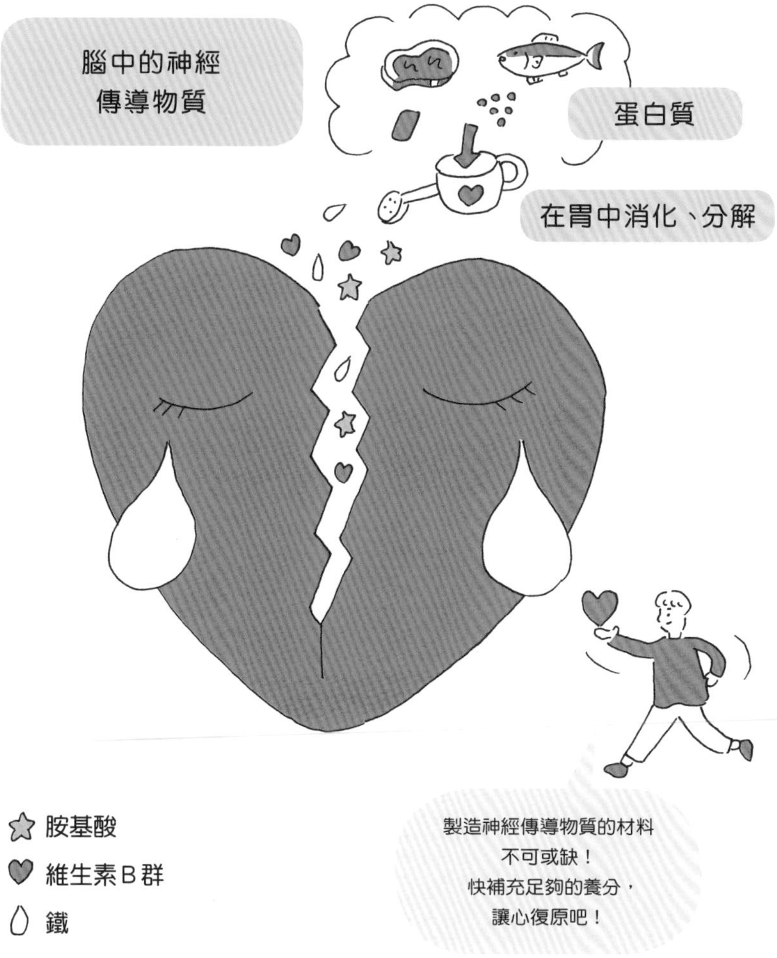

除了蛋白質，維生素B群還能代謝體內的醣類和脂肪。當人體攝取過量的醣類、酒精，在代謝時會消耗掉大量的維生素B群，製造神經傳導物質的材料也會因此不敷使用。所以，想要藉由啤酒等含酒精飲料來轉換心情、消除壓力，只會適得其反，讓心變得更不健康！

此外，應該也有不少人忙碌或疲倦時會吃點巧克力或喝咖啡，或是下班後再去小酌一番吧？這同樣也會加速心的營養不良。

製造抗壓荷爾蒙的原料：維生素C、維生素D、鋅、鎂

接著來談談能夠抵抗壓力的荷爾蒙。人體一旦承受壓力，體內的腎上腺皮質就會分泌皮質醇（cortisol），因此這種激素又被稱為「壓力荷爾蒙」。壓力除了來自於精神面，氣溫、氣壓、濕度的變化，也會對人體造成壓力。

調理腎上腺，讓皮質醇分泌維持均衡，是避免心緒失調的最佳方法之一。這時候最

需要的營養素，就是維生素C、維生素D、鋅及鎂。

面臨壓力時，人體會分泌皮質醇，但這並不是平常就會持續分泌的一種荷爾蒙。一旦它不斷分泌，就代表腎上腺已經開始脫序了！

腎上腺若過勞、失調，皮質醇就漸漸分泌不出來了，人於是會變得無法集中精神，感到疲倦、有氣無力，甚至出現憂鬱傾向。

此外，當我們早晨醒來時，身體也會分泌皮質醇，因此皮質醇的特徵是白天的分泌量多、夜間的分泌量少。如果壓力過大，導致皮質醇在夜間也增量分泌，就會引發睡眠障礙。

尤其是女性，一旦承受強大的壓力，經前症候群（Premenstrual Syndrome, PMS）或更年期症狀會越發嚴重，導致生理期紊亂、性欲下降。這是因為有幾種性荷爾蒙的製造原料與皮質醇相同，當身體感受到壓力，比起性荷爾蒙，身體會選擇優先分泌皮質醇，以致於性荷爾蒙的分泌量減少，而引發前述症狀。

慢性壓力致使皮質醇大量分泌時，胰島素和甲狀腺激素的分泌也會受到影響而失衡，因此出現憂鬱傾向。有不少案例都是胰島素分泌失控導致低血糖症，心也就跟著生病了。

皮質醇雖然是用來對抗壓力的荷爾蒙，但若是分泌過量，反而會傷害身心。因此，攝取適合的營養素，使分泌皮質醇的腎上腺得以正常運作，才是「維持均衡」的最好方式。

壓力造成皮質醇分泌過剩

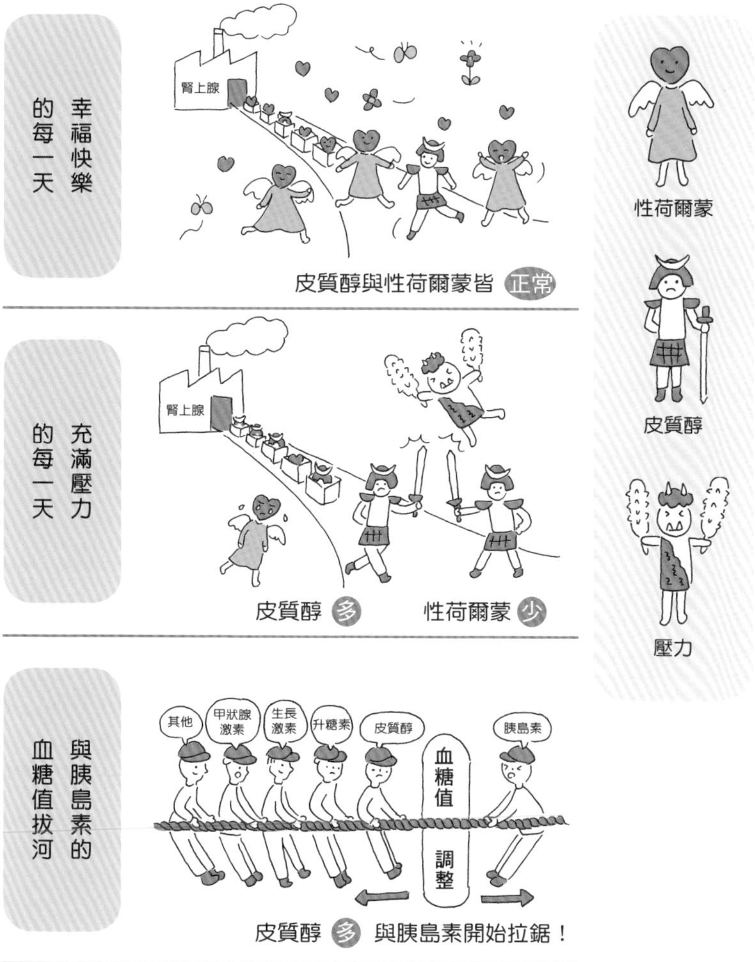

能夠降低血糖值的荷爾蒙只有胰島素。
因為壓力導致皮質醇分泌過剩時，
血糖值就會變得混亂。

提升精力的幫手：
優質脂肪、蛋白質、維生素B群、鐵、鎂

三磷酸腺苷（ATP）是能量的來源，供應人體活動時所需要的能量。不論我們拚命吃下多少食物，若是無法轉換成ATP，就難以發揮供應人體能量的作用。人體有三十七兆個細胞，每個細胞都能製造ATP。食物先在腸胃分解成最小的單位後，「製造ATP的營養素」會循著血液及淋巴液運送至全身細胞，合成能量。

用來製造ATP的營養素，就是脂肪、蛋白質、醣類、維生素B群、鐵、鎂。醣類會優先被轉化為ATP，但是由此轉化而成的量非常少。換句話說，若攝取過多醣類，反而會干擾脂肪與蛋白質以更具效率的方式生成ATP。一旦人體無法獲得充分的ATP，就會容易疲倦，因此為了更有效率地製造ATP，重點就是要少吃醣類，多攝取鐵質和維生素B群。

精力元素ATP的原料，大有差別！

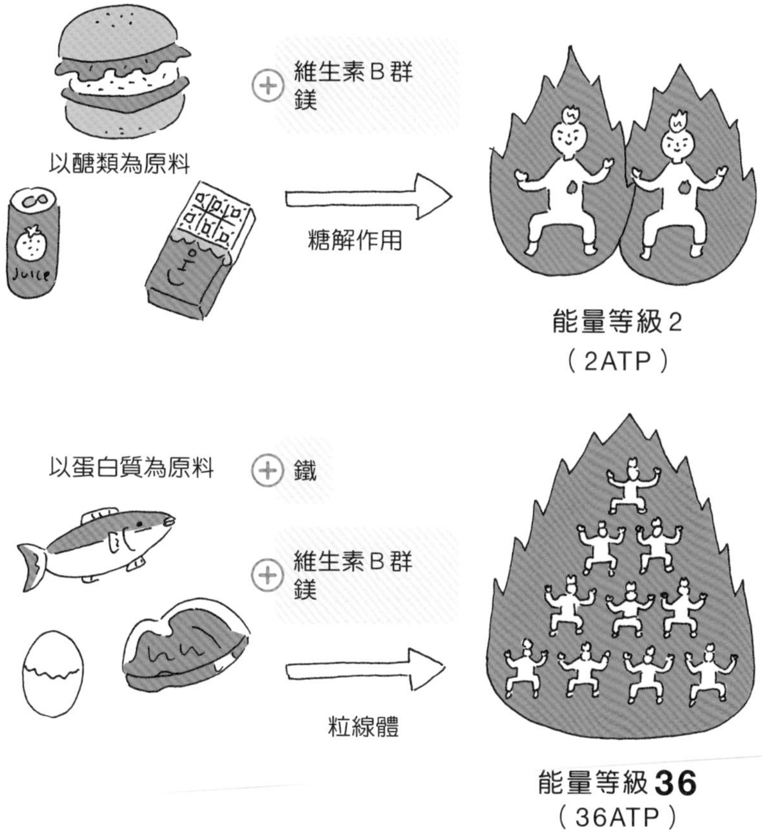

轉化能量時，鐵所扮演的角色尤其重要。
精力大幅提升！

心最不可或缺的養分：蛋白質、鐵

要使情感豐富、得以對抗壓力，而且充滿幹勁，不可或缺的營養素是什麼呢？

答案是蛋白質與鐵。不過，這兩者的來源都有動物性和植物性之分，要注意的是，無論哪一種，吸收率都不是很理想。

評估蛋白質價值的指標稱為「胺基酸分數」。構成蛋白質的胺基酸，又分成人體無法自行製造的「必需胺基酸」，以及體內可以自行製造的「非必需胺基酸」，胺基酸分數能計算出食物中所含的必需胺基酸是否均衡。相較於植物性的食材，動物性食材的胺基酸分數普遍較高。

鐵則分為「血基質鐵」及「非血基質鐵」兩類。透過動物性食材攝取的血基質鐵，是比較優質的鐵。

總之，供應心所需要的養分，不可或缺的是蛋、雞肉、豬肉、牛肉、魚、貝類等動物性食材！這些都會在後續每月、每週的食療計畫中出現。

讓心元氣十足的營養食物

1 蛋白質	牛肉、雞肉、豬肉、雞蛋、羊肉、鰤魚、蜆、蝦、魩仔魚、竹莢魚、花枝、螃蟹、章魚、鮭魚、蛤蠣、帆立貝
2 維生素 B 群	鱈魚子、鮭魚卵、生筋子（包覆著卵巢薄膜的生鮭魚卵）、鯡魚卵、香蕉、黃豆粉、發酵糙米飯、燕麥片、納豆、豆腐、南瓜、豬肉、內臟類、牡蠣、花生、毛豆、雞蛋
3 維生素 C	檸檬、綠花椰菜、南瓜、青椒、甜椒、奇異果、高麗菜
4 維生素 D	鯖魚、竹莢魚、沙丁魚、香菇、木耳、雞蛋、魩仔魚、舞菇、蘑菇、鮭魚、內臟類
5 礦物質	鱈魚子、鮭魚卵、生筋子、鯡魚卵、海帶芽、黃豆粉、牡蠣、羔羊肉、鷹嘴豆、牛肉、凍豆腐、發酵糙米飯、豆腐、魩仔魚、花生、魷魚、蘿蔔乾絲、內臟類、雞蛋、豬肉、蜆、蛤蜊、蝦、帆立貝、秋刀魚、小松菜、水菜
・鋅	牡蠣、花生、蘿蔔乾絲、魷魚、雞蛋、牛肉、豬肉、蝦、帆立貝
・鐵	內臟類、雞蛋、沙丁魚、蛤蜊、牛肉、蜆、小松菜、水菜、秋刀魚、蘿蔔乾絲
6 Omega 3 脂肪酸	亞麻仁油、紫蘇油、核桃、竹莢魚、沙丁魚、鯖魚、奇亞籽、魩仔魚、大麻籽
7 中鏈脂肪酸	椰子油、MCT 油（高精煉食用油，為純粹的中鏈脂肪酸）
8 整腸食物	秋葵、埃及國王菜、納豆、味噌、酪梨、香蕉、海帶芽、昆布、蘋果、橄欖油、牛蒡、蘿蔔乾絲、麴、山藥、燕麥片、泡菜、鹽麴、發酵糙米飯、甘酒、寡糖
9 抗發炎食物 ・藥草／辛香料／香味蔬菜	薑、咖哩粉、可可、山葵、丁香、山椒、胡椒、五香粉、大蒜、紫蘇、肉桂、洋蔥、迷迭香、茗荷、巴西里、薄荷、九層塔、茴香、蔥、番紅花、奧勒岡葉、百里香、辣椒、香菜、小茴香、薑黃
・十字花科蔬菜	高麗菜、綠花椰菜、綠花椰菜苗、芝麻葉、山葵菜、小松菜、蕪菁、白蘿蔔、白菜、青江菜、羽衣甘藍、白花椰菜、油菜花
・夏季蔬菜	埃及國王菜、秋葵、苦瓜、芹菜、番茄、小黃瓜、櫛瓜、南瓜、毛豆
10 幫助消化的食材	山藥、高麗菜、白蘿蔔、昆布、蕪菁、秋葵、埃及國王菜、梅乾

「發炎症狀」為何會擾亂心緒？

在12頁曾經提及，導致心緒失調的原因②是「發炎症狀」，接著就要針對發炎症狀會以什麼樣的方式擾亂心緒，做進一步的說明。首先要談的是才剛介紹過的皮質醇。

原因① 發炎時也會分泌「皮質醇」

如同先前所說，皮質醇是對抗壓力的荷爾蒙，除此之外，當體內出現了發炎反應時，人體也會分泌皮質醇來抑制發炎症狀。皮質醇一方面要壓制體內的發炎狀況，同時又得應付外在的壓力，消耗量太大的結果，便使得製造皮質醇的機能運作過勞了。於是，用來抵抗壓力的皮質醇分泌量越來越少，抗壓性也跟著降低，這就是心緒為何會失調的原因。

原因②「壞菌」導致身體發炎

當腸道環境惡化時，壞菌會趁機不斷繁殖，這些壞菌正是導致腸道內發炎的兇手。

之所以產生壞菌，主要是因為「吃太多」。即便是有益身心的蛋白質，只要攝取過量，體內的壞菌就會增殖，產生阿摩尼亞（氨）、糞臭素、硫化氫等有害物質，導致腸道發炎。這些有害的氣體將會傷害肝臟與腦，由於這兩者是會影響心的臟器，壞菌太多引起的發炎，便是引發心緒失調的導火線。

原因③「腸漏症」導致身體發炎

身體發炎導致心緒失調的第三個原因在於「腸壁」。

當念珠菌不斷繁殖，或是大量攝取麩質、酪蛋白等，會使腸壁細胞之間的緊密連結產生隙縫，而一些體積較大、原本不該被吸收的有害物質，會趁機從腸壁的隙縫滲入，這就是所謂的「腸漏症」。

腸漏症一旦引起腸道發炎，首先受影響的是腦部，接著蔓延至全身，便會造成心緒失調或過敏反應。

導致腸漏症的原因之一是「念珠菌」，這是人體內常見的細菌，女性罹患的念珠菌陰道炎就是它有名的傑作。除了陰道，念珠菌也會出現在消化器官內。念珠菌平常沒有什麼影響力，但只要飲食不慎、因壓力或藥品引發腸道環境失調，就會積極繁殖、開始作亂。念珠菌最喜歡甜食、麵包、麵類，有了這些東西會生長得特別迅速；此外，使用抗生素、類固醇、口服避孕藥等藥品，也會造成念珠菌的大量繁殖。念珠菌會搶奪體內的鐵質，導致鐵質不足而引發缺鐵性貧血，使人容易疲倦、憂鬱。

引發腸漏症的另一個原因是小麥、乳製品中所含的麩質與酪蛋白。麩質與酪蛋白都不好消化，消化不完全的部分到達腸道後，有可能引起腸黏膜發炎。

更糟糕的是，這有可能導致中毒。因為這類食品很容易吃過量，有相當高的機率會引起發炎，造成身心失調，而出現情緒不穩、過度興奮或是恍惚呆滯等症狀。

原因④「醣類」導致身體發炎

醣類若攝取過多，多餘的糖會與體內的蛋白質結合，引起發炎，形成「糖化終產物」（AGEs），這種有害物質會影響腦部，損害神經細胞。此外，分解醣類時會使用到維生素B群，在34頁曾提過，供應心所需的養分時，也必須消耗維生素B群。

發炎時可以善加利用的三種食物

發炎症狀在體內持續發作時，心的運作也會逐漸脫序。要抑制這種情況，可以善用以下三種食物：

◆①有抗菌作用，能抑制發炎的「油脂」

◆②有抗菌作用和解毒功能，能抑制發炎的「抗發炎食物」

◆③能調整腸道環境，增加腸道好菌的「整腸食物」

①有抗菌作用，能抑制發炎的「油脂」

首先，來談談能夠抑制發炎的油脂。

油脂可分成兩種：常溫下會凝固的油脂，以及常溫下不會凝固的油脂。不易凝固的油脂中，含有Omega 3脂肪酸、Omega 6脂肪酸、Omega 9脂肪酸；容易凝固的油脂中，則含有短鏈脂肪酸、中鏈脂肪酸、長鏈脂肪酸。

在各種脂肪酸中，有兩種極為重要——

第一是Omega 3脂肪酸。它除了能抑制發炎，同時也是製造細胞膜的原料，具有活化細胞的功效。亞麻仁油、紫蘇油都屬於這一類。

第二是中鏈脂肪酸。它除了具有抗菌效果，能迅速代謝成為能量之外，還可以轉變為酮體，成為葡萄糖的替代能源，供給腦部使用。MCT油、椰子油都屬於這一類。

相對地，也有些脂肪酸必須留意。例如Omega 6脂肪酸雖然是必需脂肪酸，但攝取過量將會導致身體發炎，所以一定要注意均衡問題。

除此之外，我們所攝取的油脂也會累積在體內油脂較多的地方。人腦裡有非常多的油脂，因此特別容易蓄積反式脂肪，引發炎症。這種油脂並非人體需要的脂肪，最好不要攝取。

②有抗菌作用和解毒功能，能抑制發炎的「抗發炎食物」

其次要介紹的是能夠抑制發炎、促進排泄功能的代表性食材。

藥草、辛香料、香味蔬菜等，都有助於肝臟排毒，增強人體的抗壓力，同時具有抗菌功效。

其實只要將這些食材加以搭配組合，就能成為所謂的中藥。例如肉桂、薑、丁香、茴香、紫蘇、小荳蔻等，都是常見的中藥材。

③能調整腸道環境，增加腸道好菌的「整腸食物」

最後是能夠餵養好菌的「整腸食物」。

好菌是維護腸道健康的要角，它最喜歡的就是發酵食品、寡糖及膳食纖維。好菌吃了這些食物，能在腸道內大量繁殖比菲德氏菌、乳酸菌等優良的菌種，消滅壞菌，減少身體發炎的風險。

接下來，我會告訴大家如何搭配每個月、每一週的天候，安排好簡易可行的食療計畫，讓這些食材來幫助我們維持健康。

至於容易引起發炎、擾亂心緒的食材，請大家再參考左頁的圖表。

容易引起發炎、擾亂心緒的食物

主要以醣類（包括小麥）製成的食物	巧克力、捲餅、三明治、蛋糕、麵包、烘焙點心、披薩、玉米穀片、穀粉類、魚板類、咖哩塊、濃湯塊、拉麵、烏龍麵、義大利麵、魚漿製品、加糖優格、加糖果乾、什錦穀麥、營養棒、米果、甜餡包子、鬆餅、沖泡式湯品
飲料	所有冷飲（包括果昔）、咖啡、酒精飲料、牛奶、提神飲料、市售蔬菜汁、運動飲料
含有Omega 6脂肪酸、反式脂肪酸等油脂的食物	人造奶油、脂肪抹醬[3]、酥油、零嘴、漢堡、洋芋片、炸雞、冰淇淋、杯麵、沙拉油、紅花油、玉米油、冷凍食品、調理包

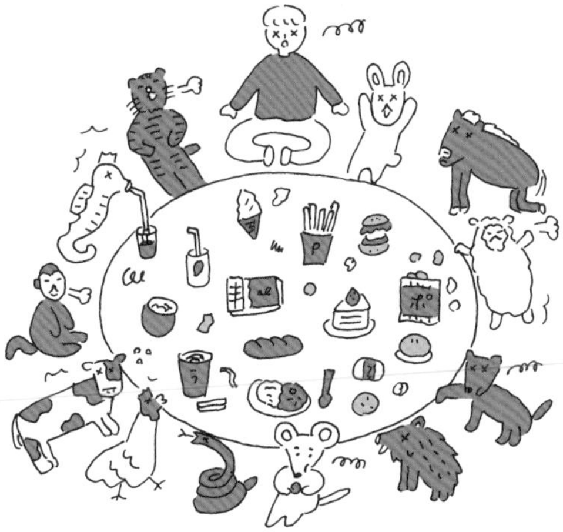

註3：根據衛福部106年公告，以食用油脂製成的人造奶油，油脂含量達80%以上者，其品名應標示為「人造奶油」（乳瑪琳；margarine）；超過10%、未達80%者則應標示為「脂肪抹醬」。

讓心天天健康的基礎：調味料的選擇與食用

選購調味料時，大多數人的想法應該都是「每天要用，還是挑便宜的買」對吧？

其實，調味料裡可是含有眾多對心有益的營養素，正因為一般人平常都是無意識地吃進體內，更需要仔細挑選。

有許多天然調味料原本就會經過發酵，對於調整腸道環境很有幫助。不過，那些省略掉發酵步驟、直接加以調味的產品，就無法帶給身體好處了，含有葡萄糖、化學調味料的商品，甚至會造成沉重的健康負擔。

此外，天然甜味劑、鹽能夠提供礦物質、維生素B群等心所需要的養分，但如果是以人工方式精製或合成的非天然產品，則無法從中攝取這些營養素。

原本是有益身心的東西，卻有可能因為錯誤的選擇而導致負面效應。

最令人驚訝的是，竟然有不少人會使用「醬油風味」、「味醂風味」之類的「××

風味調味料」。很抱歉，這些也都是非天然的人造產品啊。

多用點心選購日常使用的調味料，就能從大自然中獲得心所需要的養分。

下次採買調味料時，不妨就當成是在選購「方便服用的健康食品」，抱持著這樣的概念來挑選吧。

◆挑選醬油的重點

醬油是由黃豆、小麥、鹽發酵製成，產品的製造原料表上若是除此之外別無他物，就可以放心購買。請不要選擇原料中標註有焦糖色素、脫脂加工黃豆、進口黃豆、胺基酸、甜味劑等物的產品。

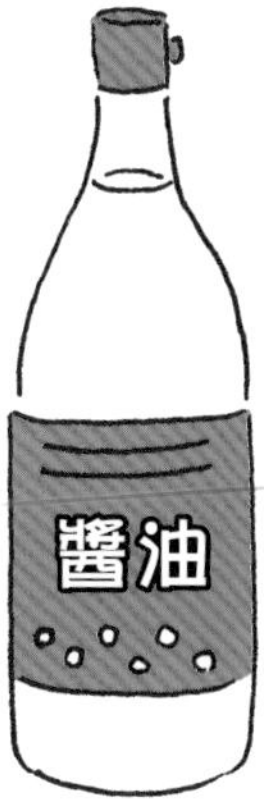

◆挑選味醂的重點

「本味醂」是以糯米、米麴、燒酒熟成釀造，含有14%左右的酒精，能去除食材的腥味，避免食材在烹煮時軟爛、變形。請避免購買酒精含量只有1%甚或更少，以及含有葡萄糖、水飴、香料、胺基酸、色素等的「味醂風味調味料」。

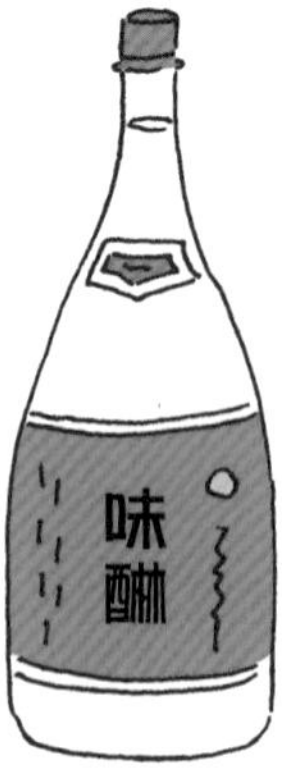

◆挑選鹽的重點

請選擇「天然鹽」，跳過「精製鹽」。

精製鹽是以化學方式製成，只有單純鹹味的化學物質氯化鈉。

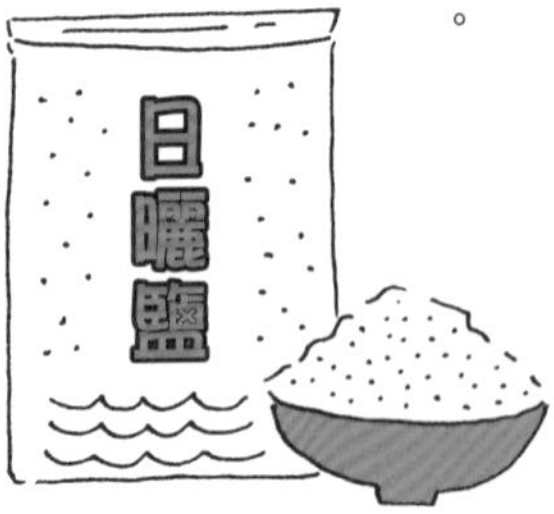

◆挑選砂糖的重點

沒有太多加工，能夠攝取到寡糖及礦物質的「黑糖」、「紅糖」，是最理想的糖。日本特有的砂糖「三溫糖」呈咖啡色，似乎比白砂糖健康一些，但這個咖啡色其實只是透過加熱方式，讓糖焦糖化之後產生的，它跟白糖一樣，都會使血糖值上升。

◆挑選味噌的重點

味噌是將黃豆、米或麥、天然鹽，以麴菌發酵製成。標示為「天然釀造」，成分只有黃豆、米、麥、鹽、麴的產品，就可以放心購買。成分中若標示有酒精，表示該產品已經不會再發酵；至於黃豆，最好是選用非基因改造黃豆。

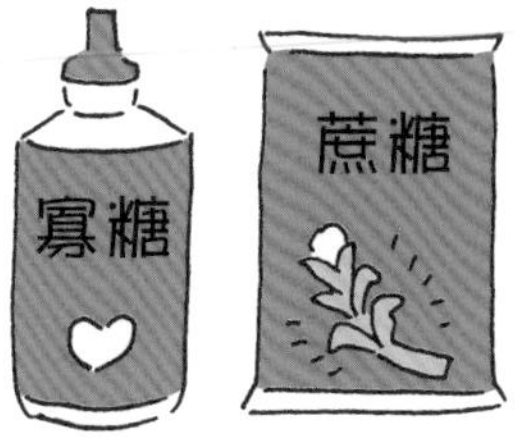

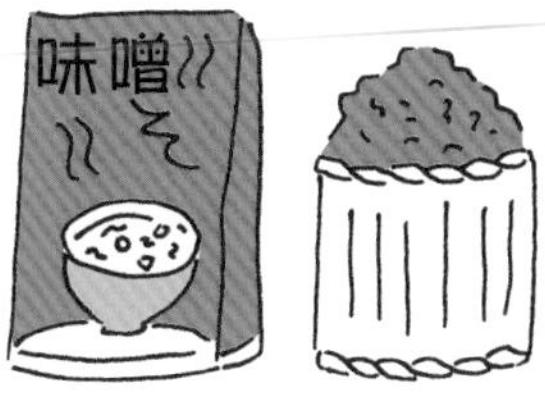

◆挑選醋的重點

請選擇「釀造醋」。醋可分為「釀造醋」與「合成醋」，釀造醋是以發酵方式製作，合成醋則是將合成的醋酸加水稀釋，再加入甜味劑、食鹽、化學調味料等製成。

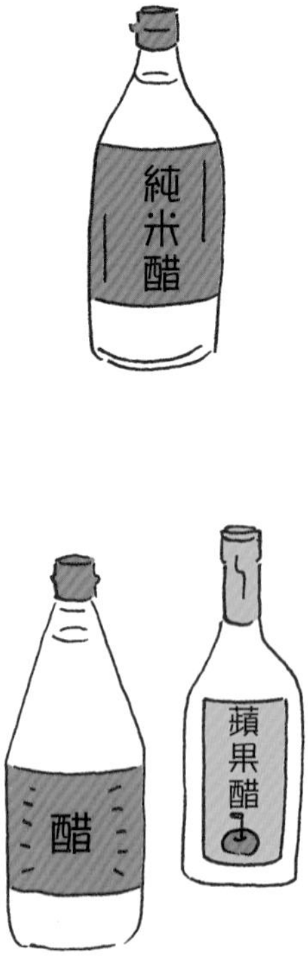

◆挑選油的重點

需要加熱烹調的料理，使用「玄米油」、「初榨橄欖油」、「椰子油」比較合適。

涼拌類的料理，則可選擇「亞麻仁油」、「紫蘇油」。

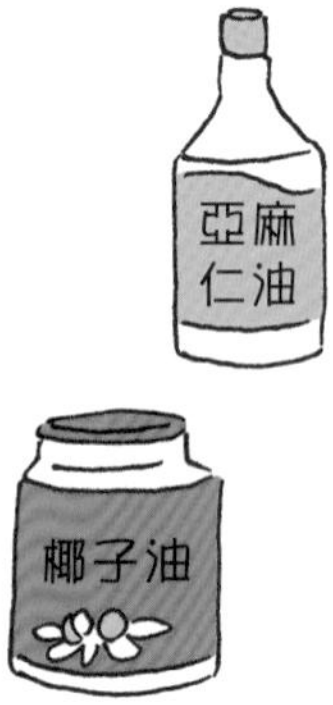

各種成分天然的基本調味料準備齊全後，就逐漸不再需要購買柚子醋、沙拉醬、柴魚醬油等人工製品了。善用天然的調味料，巧妙地搭配混合，就能自己調製出各種淋醬、沾醬。自己動手製作調味料，不但過程愉快有趣，吃起來也更安心，詳細的作法與說明請參考217頁11月食療計畫的內容。

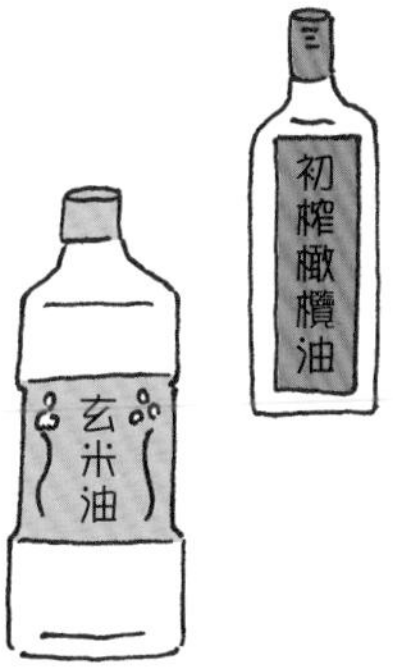

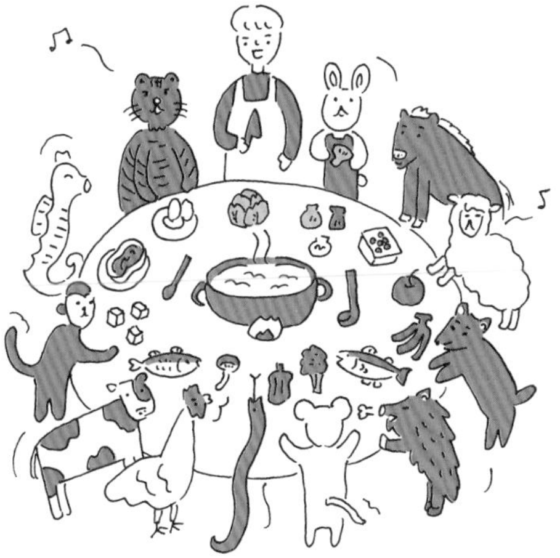

多注意每天的「飲食方式」！

1

坐姿要端正，不要駝背，手肘不要靠在桌子上

以免壓迫到消化器官。

2

仔細品嘗食物的滋味

吃飯不專心，就不易控制食量，也無法品嘗滋味，獲得滿足感。

3

「一次一個動作」，認真地細嚼慢嚥

至少要花 20 分鐘以上好好吃飯。

4

進食順序很重要！從味道較淡的先吃

先吃清淡的食物，比較容易品嘗到食物的真滋味，這樣一來就不需使用過多的調味料。醣類食物盡量放到最後再吃。

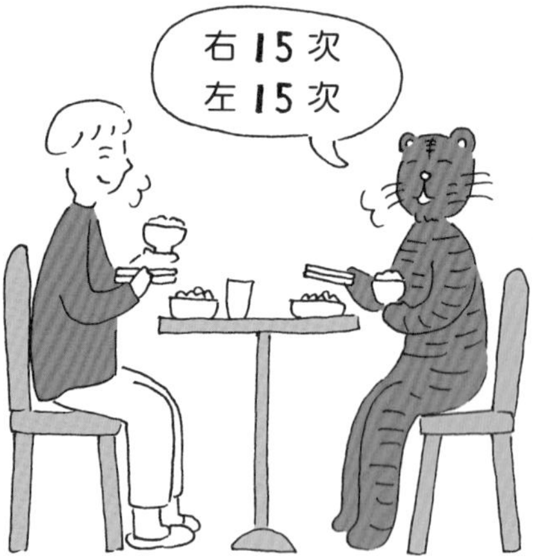

5

每一口食物，先以嘴巴右側咀嚼 15 次，再換左側咀嚼 15 次

嘴巴也屬於消化器官，為了避免造成腸胃的負擔，吃飯時請務必細嚼慢嚥。此外，很多人習慣以單側嘴巴咀嚼食物，這會造成單邊肌肉緊繃、另一邊的肌肉鬆弛，有可能使臉部變得歪斜、導致肩膀或頸部痠痛、頭痛等。

1月

冬

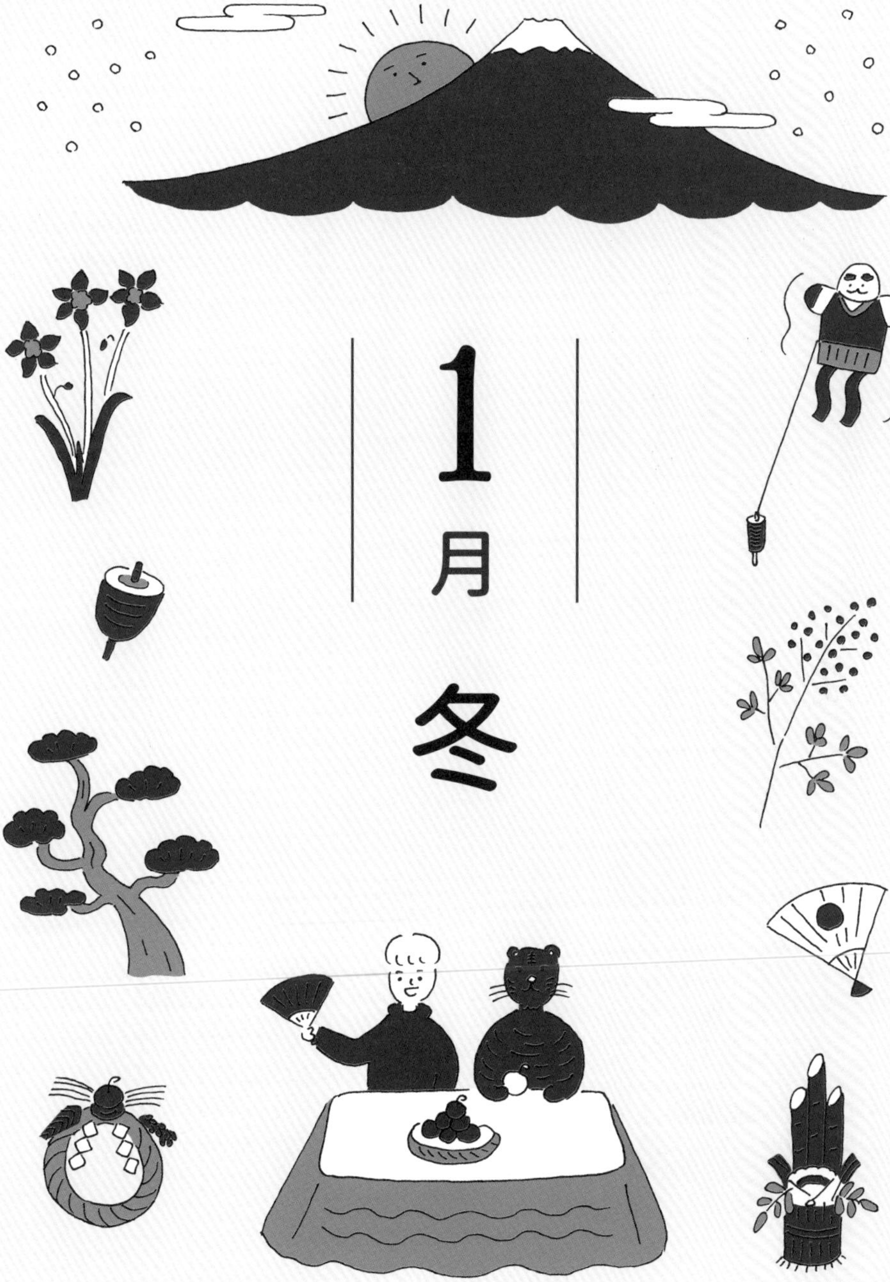

1月
沐浴在陽光中，啟動心的開關

在日照量減少的時節，
提供給心的營養也漸漸短缺了。
這個月，要認真為心取得充足的養分。

新的一年開始了，心情卻沒有因此開朗，
不知不覺在自己的四周築起了高牆，也變得不太愛說話。
來自陽光的維生素D與血清素，
都是心維持健康的必需品，
或許是因為少了陽光，
心沒有取得足夠的養分，於是漸漸失去了光彩。

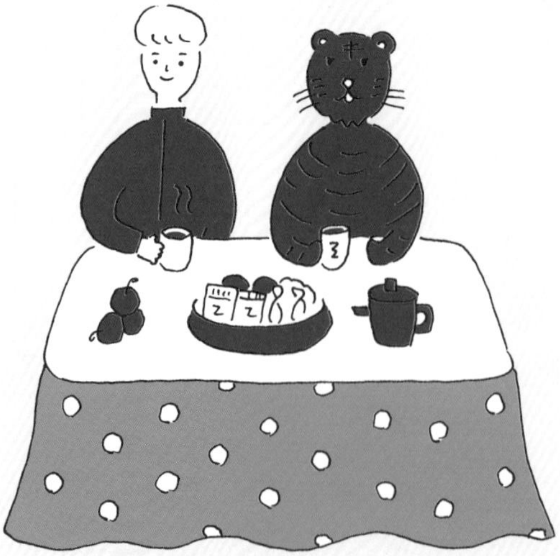

陽光不足加上心的營養不良，身心完全陷入了「冬眠」狀態！

新的一年來臨，新年慶祝會上大家都沉浸在喜悅歡樂的氣氛中，唯有自己像個局外人似地，「覺得好憂鬱」、「真不想來上班」……你是否曾有過這樣的感覺？雖然也可能是因為假期結束，不過根據中醫理論，1月時**「腎」比較弱，這段期間也特別容易感到驚慌、害怕。**

所謂的「腎」，是指人體的腎臟及腎上腺。腎上腺是位於腎臟正上方的器官，能分泌各種荷爾蒙，又分成腎上腺皮質及腎上腺髓質兩個系統。腎上腺皮質主要分泌對抗壓力、調節醣類利用的皮質醇，以及性荷爾蒙、調節水分及血壓的醛固酮等荷爾蒙；腎上腺髓質則是分泌腎上腺素、去甲基腎上腺素、多巴胺等維持生命和心所需要的荷爾蒙。

對了，你有去看今年的第一個日出嗎？除了新年，每天早上看看太陽，對於心也是大有助益喔。

會受到陽光影響的荷爾蒙，最具代表性的就是腸道所分泌的血清素，以及腎上腺所分泌的皮質醇，這些都是心不可或缺的荷爾蒙（34頁）。

通常沐浴在陽光下時，人體會分泌血清素，入夜後，血清素則轉化為褪黑激素，讓人一夜好眠。皮質醇的分泌量，一般在早晨起床後開始增加，入夜後就慢慢減少。

由此可知，調節睡眠品質的荷爾蒙分泌量，深受陽光影響。冬天日照時間較短，這些荷爾蒙和維生素Ｄ的產量相對減少，因此會有睡不好、半夜醒來等情況，使睡眠品質大打折扣。

歲末年終時期容易作息不規律，晚上經常熬夜、白天都在補眠的人，曬太陽的時間相對大幅減少，身心受到傷害的機率也更高。此外，有一種稱為「季節性情緒失調」的病症，患者一到冬天會鬱鬱寡歡，原因之一就是缺乏維生素Ｄ，因為維生素Ｄ具有活化腦內神經傳導物質、保護腦部的作用。

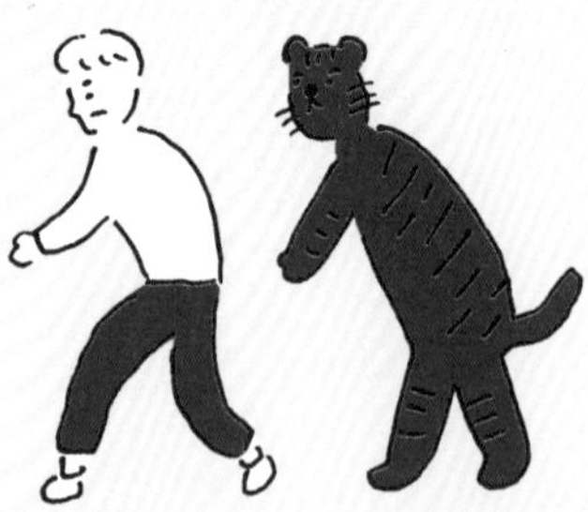

◆陽光的刺激會促進皮質醇分泌

早晨時，皮質醇分泌會增加，促使人們睜開眼睛，迎接美好的一天。因此睡在光線明亮的房間，會比在陰暗的房間更容易起床。

此外，光線的刺激也會促進皮質醇分泌。睡前使用電腦、手機，螢幕發出的光跟早晨的太陽一樣，會刺激皮質醇分泌，讓人保持清醒，睡眠品質自然也會降低。所以，請大家務必將臥室調整成「白天明亮，晚上昏暗」的環境。

保健腸胃能促進體內排毒，避免堆積廢物

根據中醫理論，包括1月在內的冬季稱為「閉藏」時期，意指將自己包在殼裡，情緒偏內向，因此這段期間會變得不太想與人碰面，是很自然的事。「閉藏」的另一個特徵是將能量積藏於內，這麼一來，不論是好的、壞的事物，就全被蓄積在身體裡了。

放假時容易暴飲暴食，或是有偏食習慣的人，由於體內蓄積了大量的壞東西，常會導致腸胃及身體各處發炎。皮質醇是抑制體內發炎症狀的荷爾蒙，作息不定的人因為體內分泌了過多皮質醇，反而容易引發「憂鬱」上身，這一點千萬不要忘記。

正因如此，從前的人們會在1月7日吃七草粥，裡面加了能夠溫和地替腎及腸胃提供營養素的「春季蔬菜」，有助於人們保養身心，這個概念至今依舊沒有改變。**在1月份，除了攝取蔬菜、香菇等富含膳食纖維的食物，也要補充可強化腸道黏膜的維生素D（香菇、木耳、雞蛋、鯖魚、沙丁魚等）。**

◆ **如何善用乾香菇**

味噌湯若加了乾香菇，記得料理時順便加入泡香菇的水，就不需要另外使用高湯了！再加進蘿蔔絲或洋蔥等配料，不但滋味更豐富，也有助於改善腸道環境。

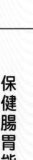

1月的 緊急小幫手

利用「葛粉」調整消化功能，讓身體運作更順暢

早上起床後，不妨用溫水沖泡一杯葛根製成的葛粉，大清早喝一杯，可以刺激腸胃蠕動、喚醒身體，讓生理時鐘的節奏維持正常。在新舊年交替時節，尤其適合以葛粉來援助負擔沉重的腸胃，加一點薑、鹽及昆布調味，滋味更豐富，也能緩和寒冷、暴飲暴食對身體造成的損害。

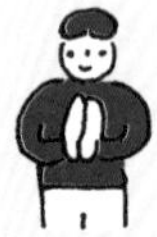

1月的 護身小常識

縱使想賴床或發懶，還是盡量在固定的時間起床

1月的新年假期結束，一想到要恢復上班了，就覺得很不安，與人見面時也特別小心謹慎，真是倍感壓力。如果你真的很想窩在家裡，請至少做到一件事：在固定的時間起床。人類睡醒接觸陽光後，大約經過15小時就會有睡意。因此，比起在固定的時間就寢，在固定的時間起床，比較不會打亂睡眠節奏。即使很想賴床，最好也不要超過固定起床時間3小時以上。

◆**葛粉**
葛根是大名鼎鼎的「葛根湯」的製造原料，具有整腸作用，可以促進腸胃蠕動。只是不少名為「葛粉」的產品中，還會添加太白粉或地瓜粉等澱粉，購買時要留意，最好選擇百分之百純葛粉製成的商品。

◆**薑**
許多中藥都會加入薑這一味藥材，薑能夠預防感冒、消化不良，甚至緩解宿醉。

◆**鹽昆布**
昆布含有水溶性膳食纖維，能調節腸道環境。其中的海藻酸、褐藻醣膠還具有保護胃與腸道黏膜的功能。

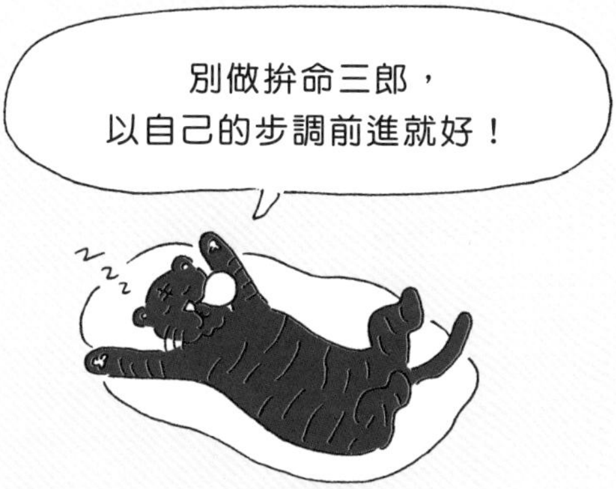

新的一年開始，處處充滿了煥然一新的明朗氣象。應該有不少人會在這時候立下大志：「今年絕對要衝衝衝！為了達成目標，不顧一切拚了！」

人們總是容易受到氣氛的感染，但身為大自然的一分子，才剛剛過完年，立刻踩足油門一路向前，會不會太為難自己了呢？

在這個從冬眠中緩緩甦醒、陽光明亮的溫暖時節，不妨從現在起，先做好各種準備，再讓自己無後顧之憂地大展身手吧！

◆一天該曬多久太陽？

曬太陽的時間，太長或太短都不適合。

根據WHO（世界衛生組織）建議，包括臉、雙手、雙臂，每週要曬2、3次太陽，夏天則是每次約5～15分鐘。日本環境省的標準是：兩手手背約15分鐘，陰天約30分鐘。由於地區與季節都會有影響，平均一天曬10～30分鐘，是最基本的要求。

借助太陽的力量，樂觀積極的一年正式啟動！

【菇類×雞蛋】製造血清素×吸收太陽力＝「幸福的明天」

新的一年開始了，相信很多人在新年假期都過得非常悠閒，而我比較擔心的是大家會熬夜晚睡和賴床的問題。這個季節的日照時間較短，早上如果賴著不起床，就幾乎沒什麼機會曬到太陽，新的一年才剛揭開序幕，生理時鐘就已經亂了套。**每天早起曬太陽，是最理想的特效藥。**因為陽光可以有效調節血清素及皮質醇的分泌，讓心更健康。

以中醫來說，一年可以分成外放的「陽」和內縮的「陰」，日照較短的這個時期就屬於「陰」。此時的心緒較為內縮，想法偏向晦澀陰暗，在人際關係上也容易感受到壓力。

為了想在今年脫胎換骨，成為全新的自己，1月第1週的食療計畫加入了製造血清素、攝取維生素D的食材，以彌補日照時間較短的缺憾。

將暖暖包貼在腰上，活化腎功能

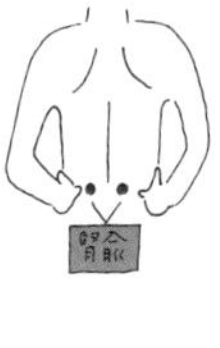

位於腰部的「腎俞」穴，有助於活化冬季偏弱的腎功能。尾椎骨到腰骨之間的脂肪不多，容易導熱，將暖暖包貼在這個部位，可以迅速溫暖腎俞穴。尤其是腹部覺得冷時，會促使壞菌增加、好菌減少，這樣做能由外而內溫暖身體，同時調整腸道內的環境。

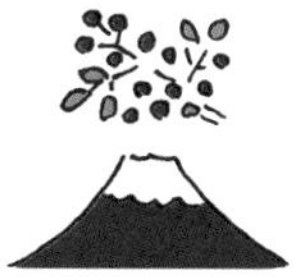

第1週
1/1 → 1/7

◆適合本週的好食材◆

菇類

菇類經過陽光的照射，含有豐富的維生素D，維生素B群、膳食纖維的含量也相當可觀。不論是鴻禧菇、舞菇、香菇、杏鮑菇，多吃各種菇類就對了。

乾燥的菇類要比新鮮的香菇更有營養價值，鮮味也更濃郁，再加上易於保存，運用起來十分方便。維生素D屬於脂溶性維生素，以油炒過會更好吸收。

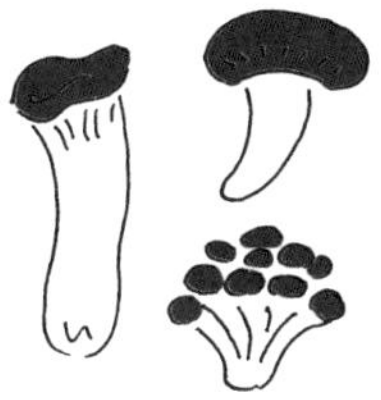

◆搭配使用的好食材◆

雞蛋

雞蛋含有大量的色胺酸，與陽光息息相關的血清素就是以此為製造原料。除了維生素C之外，各種心所需的營養素在雞蛋裡的含量都十分豐富。在蛋花湯、蛋包飯等料理中加些自己喜歡的菇類，不但讓餐食更加多變，做起來也很簡單。

平常也可以多做些「味噌漬蛋黃」，以備不時之需。將蛋黃醃漬於味噌中靜置2、3天，既能當成下酒菜或配著飯吃，剩餘的蛋白也可以加在味噌湯裡。

持之以恆的小技巧

菇類可以冷凍保存，不但能延長保存期限，細胞壁經過冷凍破壞後，味道更鮮美，養分也更容易被人體吸收。如果你可以接受菇類，不妨將這個食療計畫延續到下一週。

低壓和低溫造成的「心好累」，就用飲食來擊退！

【木耳×蝦】補血×強腎×活腦＝「堅強的心」

晴朗的日子持續到成人之日（1月的第二個星期一）後，受到「南岸低氣壓」的影響，低溫的雲覆蓋了地表，大氣逐漸冷卻，氣壓也隨之降低。

氣壓變低，心情也跟著下沉。此時正逢內縮的閉藏時期，再加上新年假期暴飲暴食及運動不足，身體一下子承受太多，低氣壓又偏偏趁此時來搗亂，結果造成自律神經失調，情緒不甚穩定，沒辦法好好處理突發狀況，對身心都帶來負面影響。

有些人只要氣壓一改變，身體就感到不適，再加上低溫來襲，很容易變得自我封閉、愛鬧彆扭，無端把自己搞得精疲力盡……

因此，1月第2週的食療計畫，建議大家攝取能活化腦部神經傳導物質的維生素D，藉此強健心緒，同時還要透過飲食養護怕冷而虛弱的腎。

鑽起牛角尖時，不妨看看碎形幾何圖案

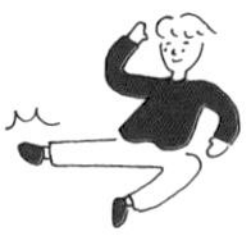

「碎形幾何」是大自然的產物，外型看似複雜，卻有一定的重複模式。花瓣呈規則性排列的大理花，就是其中之一。雖說看照片也行，能去公園之類的地方當然更好，漫步於大自然，找找有沒有碎形幾何圖案的花兒，這樣的活動有助於沉澱心靈。也可以利用關鍵字「碎形幾何圖、自然」上網搜尋。

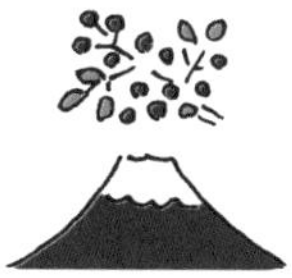

第2週

1/8 → 1/14

◆適合本週的好食材◆

木耳

中醫認為木耳能補血，還可補腎氣。

木耳的維生素D含量更是高得驚人，又含有鐵、鈣等礦物質，膳食纖維也很豐富。

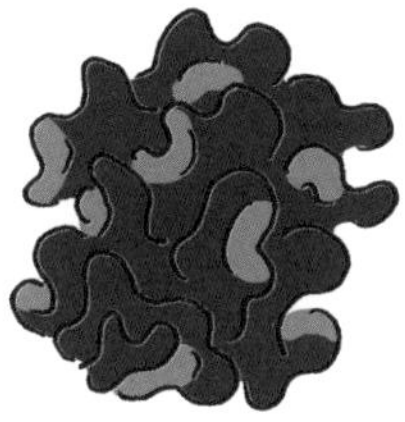

◆搭配使用的好食材◆

蝦

以中醫來說，冬天的腎氣較弱，而蝦能夠強腎、溫暖身體。

此外，高蛋白、低脂肪的蝦，也能提供心所需的養分。其中所含的維生素E，在寒冷的冬季則可促進血液循環。

「木耳蝦仁炒蛋」、「木耳蒜頭蝦」，都是這週可以選擇的理想菜色。

持之以恆的小技巧

木耳與上週推薦的乾香菇都屬於乾貨，保存期限長，使用也很方便。不知道要做什麼菜的話，就煮味噌湯吧！把木耳直接加入平常喝的味噌湯裡，只要泡水讓它發一下，很快就能料理好，持之以恆並不困難。

木耳的膳食纖維及維生素D含量豐富，只要你不討厭，很適合做為長期攝取的好食材。趁這個月多採買一些備用，想要轉換情緒，或是覺得身體懶洋洋時，就吃一些吧。

◆木耳是超級選手

黑木耳的維生素D含量是所有木耳之冠。在中國，女性會喝以木耳、紅棗煮成的湯，來緩解生理痛或婦科失調的問題。

累積已久的不滿與不適，把它們通通排出體外！

【魩仔魚類×紫蘇】
小魚乾×抗發炎食物×陽光＝身心「排毒丸」

日照時間相當短的寒冬持續中，在多變氣候的作弄下，身心都忍不住要吶喊：「冷死啦～」「冷到發抖～」「身體好不舒服！」要是不想個辦法解決，體重有可能因此日漸增加。

在這個「閉藏」的季節，老是窩著不動、拚命吃喜歡的食物，體內因此累積了多餘的「廢物」，身心的負擔也越來越沉重。

體內堆積的廢物稱為「濕熱」，焦躁、不安、失眠等心緒失調的症狀，全都是濕熱所引起。

因此，1月第3週的食療計畫，建議大家除了多攝取讓身體安度寒冬的維生素D，還可以在飲食中加入強化腎上腺的食材，把濕熱排出體外。

在陽光下做體操，調節生理時鐘

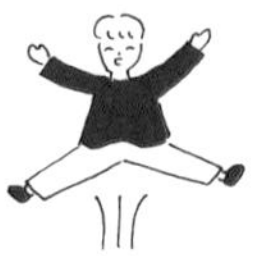

人體內有個「生理時鐘」，負責調節睡眠等生理現象，曬太陽則可以幫助身體調節生理時鐘。沐浴在陽光下時，不妨同時做做體操、用階梯進行踏上踏下運動，或是挑戰一下深蹲吧！

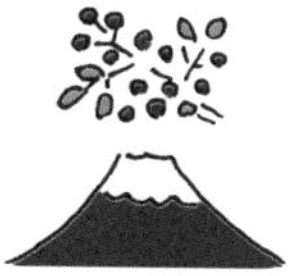

第3週

1/15 → 1/21

◆適合本週的好食材◆

魩仔魚類

魩仔魚是沙丁魚類及鯷魚類的魚苗總稱。每條魩仔魚吃下肚，能夠完整攝取其內臟及魚骨所含的均衡營養，其中也包括能穩定冬季情緒的維生素D。此外，魩仔魚還含有鈣、鋅、鎂等礦物質，DHA、EPA等Omega 3脂肪酸，以及維生素B群等必需養分，讓心隨時保持在最佳狀態！

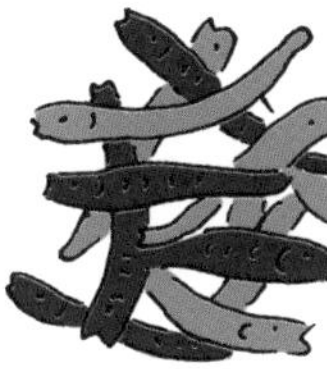

◆搭配使用的好食材◆

紫蘇

紫蘇具有解毒功效，對1月工作量暴增的腎上腺來說是一大救星。此外，紫蘇還能預防這個季節常見的流感與感冒，且有安神、抗發炎、止咳、發汗解熱、整腸等功用，自古就是常見的中藥材。紫蘇的香氣來自紫蘇醛這種成分，它能夠防腐、預防食物中毒、緩解腸炎。紫蘇中的β-胡蘿蔔素、維生素C、維生素E等抗氧化物質，以及鐵、鈣、鉀等礦物質的含量也十分豐富。

持之以恆的小技巧

吃熱豆腐時，建議大家可以在豆腐裡加入大把的紫蘇葉。

在我們的生活周遭，隨處都能找到含有小魚乾的商品，例如杏仁小魚、柳葉魚、山椒炒魩仔魚等。把小魚乾加入飲食中，配飯吃或者當零食都行，重點是自然而然養成「吃小魚乾的習慣」。

◆找找「魩仔魚怪獸」在哪裡！

壓力高漲時，對任何事都不感興趣，吃任何食物都索然無味。這時不妨多買一些魩仔魚，吃的時候一邊揪出混在其中的小螃蟹或小蝦米，或多或少可以提振一點精神喔！

提升代謝和免疫力，制止心的加速失調

【沙丁魚×大蒜】
抗炎殺菌、彌補陽光的不足，讓身心都強壯

這一週，氣溫降得更低了。在日本，從本週開始一直到2月初都是嚴寒的天氣，甚至可以說是冷冽入骨。

請大家看看30頁的年表，就知道即使到了3月中，日照時間還是少得可憐，從秋天起因日照減短而可能對心造成的負面影響，也仍在持續。

具體來說，**血清素與皮質醇分泌失調，加上氣壓改變，會令人莫名焦慮、生理不順、頭痛、耳鳴，在這個時期容易感冒、身心失調不適的人特別多。**

因此，1月第4週的食療計畫，建議大家繼續補充維生素D，以免因陽光不足導致抗壓力降低，同時可以多攝取增強體力、免疫力的食材。仔細想想，太陽的恩惠真是太偉大了！

睡前多做一件事，
溫熱你的靈魂之窗

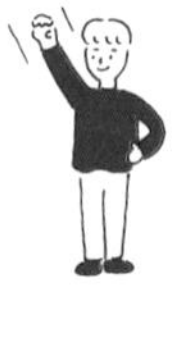

睡覺之前，可以擰一條毛巾，放進微波爐加熱1分鐘左右，然後敷在眼睛上，躺個5分鐘。透過溫熱雙眼，可以消除眼睛疲勞、改善頭痛症狀，同時活絡副交感神經。此外，閉上眼睛也能促進褪黑激素分泌，助你一夜好眠。

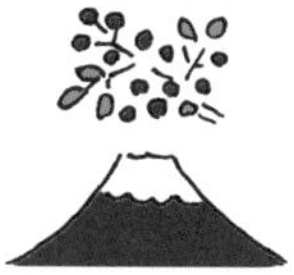

第4週 1/22 → 1/28

◆適合本週的好食材◆

沙丁魚

沙丁魚含有維生素D、EPA、DHA、蛋白質、維生素B群、鐵、鈣等心所需的養分。若覺得新鮮的沙丁魚處理起來很麻煩，可以多利用罐頭食品。油漬沙丁魚罐頭裡的魚肉是先以鹽醃漬，再用油煮過，沒什麼腥味，可直接食用。鯷魚罐頭則是將鯷魚泡在鹽或油中自然熟成發酵，帶有鹹香味，適合做為調味品。

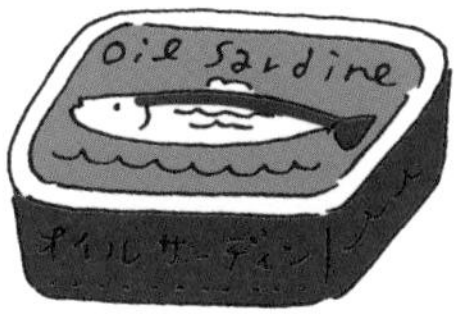

◆搭配使用的好食材◆

大蒜

大蒜可以提高維生素B_1的吸收率、促進代謝，具有增強體力的功效。其中所含的大蒜素有殺菌作用，能抑制發炎症狀以避免心緒失調。

不過，大蒜素若攝取過多也會刺激腸胃，有時甚至會攻擊腸道內的好菌。狀況雖因人而異，但原則上容易胃痛、腹脹、腹瀉的人，對於大蒜都要適量攝取。

將大蒜拌入高麗菜、洋蔥、油漬沙丁魚一起吃，可以讓心獲得全方位的照顧。

持之以恆的小技巧

油漬沙丁魚或鯷魚大多是罐頭或真空包裝，保存期限長，非常適合忙碌的現代人，不妨多買一些放在家中備用。選購時，推薦大家可以試試用橄欖油醃漬的產品。

最後一週

1/29 → 1/31

1月的身心回顧

依循時序作息，
聆聽大自然與心的聲音

在1月，有效抵抗壓力，為安定心神的荷爾蒙補充所需的養分，同時將身體的廢物排出體外，是最重要的事。

在最後一週，我要向大家介紹一些可以延續到下個月繼續食用的好食材：

◆**對冬季偏弱的「腎」有益：**蝦、羊肉、肉桂、黑豆

◆**對「日照不足」有益：**木耳、菇類、小魚乾、雞蛋

◆**對「腸道」有益：**紫蘇、昆布、高麗菜、海帶芽、山藥

定好今年的目標與計畫，就可以按照自己的想法往前邁進了！在這個勇敢跨出第一步的月份，即使面對著「閉藏」時期，我們更應該腳踏實地、累積正向的經驗，蓄勢待發。依循大自然的節奏，配合時序的變化起居作息，就可以安心自在地悠遊生活。

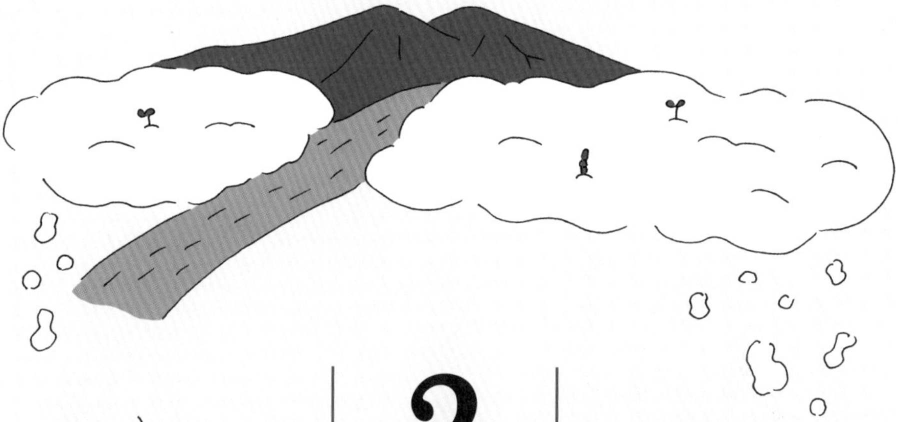

2月

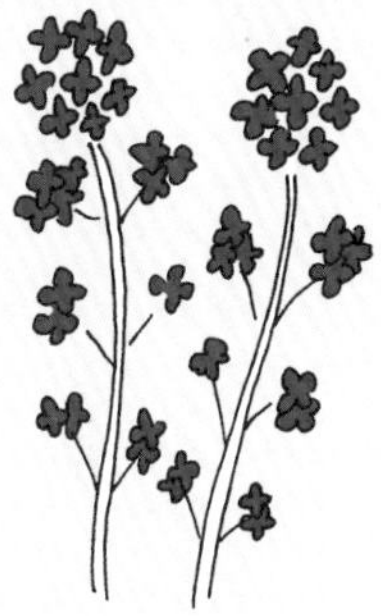

冬

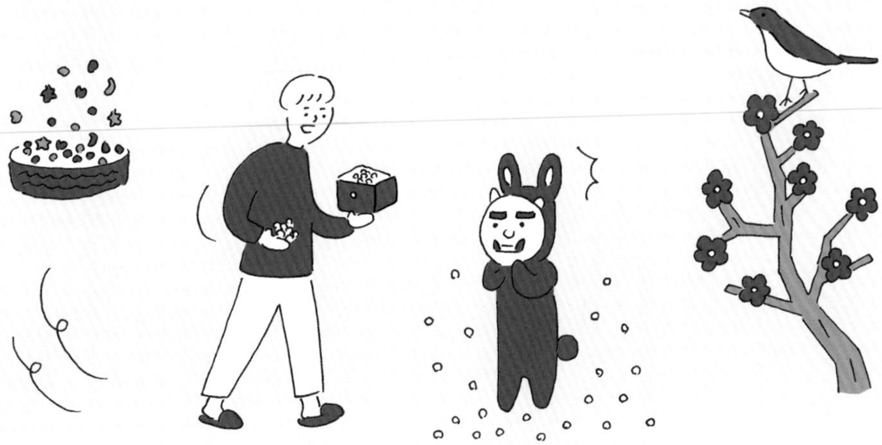

2月
別讓腎上腺為動盪的心疲於奔命

這個月，心很容易因寒冷低溫或血糖上升而暴走，
請特別注意醣類的攝取，
避免發炎而導致心失調！

進入立春，曆法上已經算是春天了，身體卻仍處於冬天的狀態。
2月因為溫差大，加上氣壓的變化，
容易讓人感受到壓力，莫名地在意外界的眼光，
就算有想做的事也會搞砸，心情好沮喪。
要留意別讓血糖值飆高，擾亂了心的節奏，
快快打好基礎，讓你的心四平八穩、不動如山。

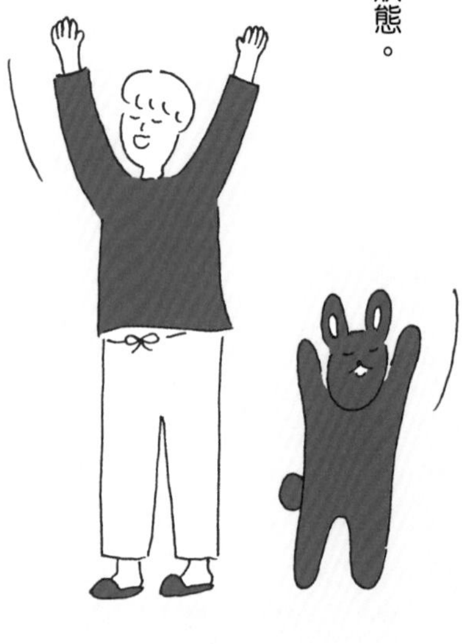

氣候的壓力×日常的壓力，讓腎上腺精疲力竭

此時正逢一年中最冷的時期，但這也表示春天不遠了。與1月相同，2月也屬於腎氣虛弱的季節，容易受驚、害怕、有壓迫感、情緒搖擺不定。平時睡眠不足、生活不規律，導致腎負擔過重的人，這個月會變得更敏感，為了一點小事就緊張焦慮，動不動就驚慌失措。

腎上腺受到日光或藍光的刺激時，會分泌皮質醇，這種荷爾蒙的作用是對抗壓力、解除體內的發炎症狀。**除了來自人際關係或精神面的壓力，冷暖溫差及氣壓的變化，也會被身體判斷為「壓力」**。當你覺得「好冷！」而忍不住把身體縮成一團時，皮質醇就會分泌，因為寒冷也算是一種壓力。

皮質醇分泌太過旺盛，就會導致腎上腺疲勞，還可能對調節血糖值的胰島素分泌造成不良影響。

甜食會加速腎上腺疲勞！
要避免心生病，你可以這樣做

腎上腺一旦疲勞，血糖值就容易失控，經常想睡覺，精神緊繃容易慌張，情緒也很難冷靜下來。這是心在2月最常遭遇的困擾。

大家都知道什麼是「胰島素」嗎？或許有人已經在健康檢查的血液報告中看過自己的胰島素數值了。胰島素是一種由胰臟分泌的荷爾蒙，也是唯一能抑制血糖上升的荷爾蒙。吃東西的時候血糖上升，胰島素就會開始分泌，將進入體內的糖轉換為能量，或將它儲存起來，使血液中的糖維持一定的濃度。

胰島素的分泌與維生素D、鋅息息相關。尤其冬天時日照較少，人體容易缺乏維生素D，致使胰島素無法順暢分泌，血糖值未能維持在平衡狀態，就會發生問題。在這種艱困時刻，如果吃下了許多醣類食物，胰島素便無力處理，血糖值一暴走，心當然也就跟著失控了。

另一種狀況是，有些人吃完午餐後，由於胰島素突然分泌失調，血糖值急劇下降，因而變得想睡或注意力不集中，此時為了讓血糖值回升，腎上腺只好出場救援。而腎上腺因為分泌了大量的皮質醇，變得非常疲憊，於是產生了焦慮、不安、煩躁等類似「憂鬱」的症狀，讓人不禁懷疑自己「是不是得了憂鬱症？（36頁）」

因此，2月最好少吃會使血糖值突然竄高的甜食。若是真的很想吃，就搭配吃一些預防血糖值飆升的食材吧。

此外，維生素D、鋅能調節胰島素的分泌量，連同含有這些營養素的食物一起吃，情緒也會穩定下來。我們在1月已經學會從香菇、木耳、雞蛋、鯖魚、沙丁魚等食物中攝取維生素D；鋅則可以從牡蠣、花生、蘿蔔乾絲、魷魚乾、雞蛋、牛肉等獲得。

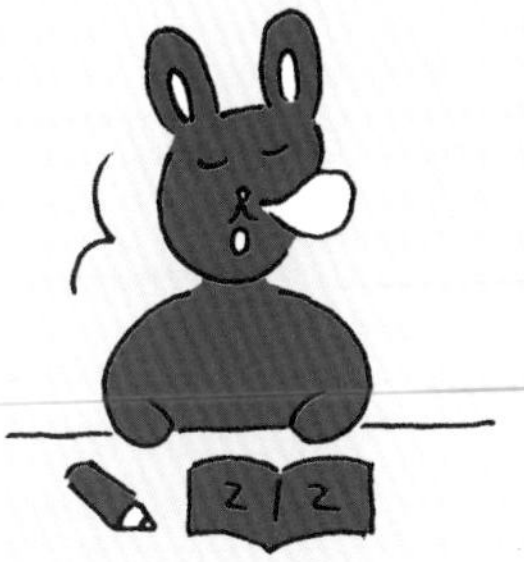

2月的 緊急小幫手

以水果取代甜食，有效控制血糖值

想控制血糖值，首先要注意的是甜點不能吃過頭。只不過，要立刻戒掉甜食談何容易，這時不妨多利用不易導致血糖上升的水果來取代吧。橘子、葡萄柚、檸檬、奇異果、蘋果等，都是一年四季皆可買到的水果。

2月的 護身小常識

有「浮趾病」的人，試試腳趾繞圈運動

可能有很多人都不知道浮趾病，這是指腳掌放平時，腳趾卻碰不到地面、無法分攤體重的狀態。也就是說，這樣的人在日常生活中，因為腳趾無法分攤體重，身體的重心會往後偏移，為了維持平衡，膝蓋、腰部、肩膀、頸部等都必須承受額外的負擔。浮趾也是腎氣虛弱的特徵之一，有這種症狀的人，可以試著這樣做：**以手握住腳趾，將每一根趾頭向左右各繞圈10次**。所有的腳趾都要繞圈，平常走路時，也要有意識地運用到腳趾。

◆什麼是「浮趾病」？

說得極端一點，這就像是倒立時不使用手指的力量，於是身體為了保持平衡，就把重量分攤在各個關節上，大家不妨想像一下。

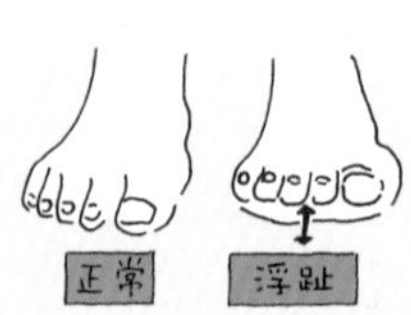

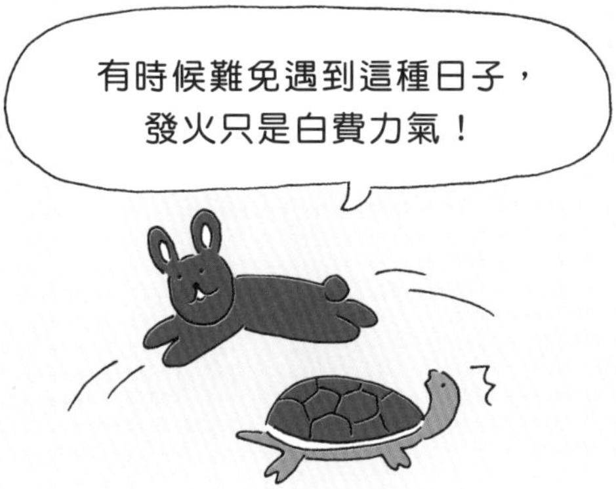

2月總覺得自己有些反常，會突然慌張、莫名焦慮。每年到了這個時期，往往諸事不順、心煩意亂，似乎一切都失控了……這是因為漫長的冬季，讓操勞的身心都累到了最高點。

進入春天後，難以掌控的感受也將隨之消散，所以不必因此氣惱，而是要接受「有時候也會遇到這種狀況呢」，順其自然一些，等它過去就沒事了。

◆覺得倦怠乏力，都是甜食惹的禍！

甜食吃過頭時，記得要補充「為了代謝砂糖而消耗的營養素」。代謝糖類時，會耗用掉維生素B_1。當身體有需要，卻缺乏足夠的能量時，就會渾身乏力。實在很想吃甜食的話，記得也要多攝取富含維生素B_1的食物，例如豬肉、黃豆、魚卵等。

心被凍僵了而飽受壓力，就把它嚼碎消化吧！

【魷魚（乾）×泡菜】
嚼著嚼著，碾碎壓力、提高養分吸收率

雖然每個地區不盡相同，但是過了立春（2月3日左右）之後，就會感覺到天氣漸漸不再那麼寒冷了。但也不能就此掉以輕心。

根據中醫理論，冬天時渾身冷得像冰棒，有可能是「腎陽虛」。腎陽虛的特徵是常會戒慎恐懼，習慣看他人的臉色行事，也容易疲累倦怠，因睡眠不足而出現耳鳴，或是身體浮腫、膀胱發炎等。如果有了以上症狀，就得多加留意。

因此，2月第1週的食療計畫，建議大家要多吃補腎氣的食材。除了食物本身，吃的方法也很重要。進食的時候記得多咀嚼，想吃零嘴最好也挑選耐嚼的食物。咀嚼的動作能避免血糖值急劇上升，解除壓力、有助消化，提高養分的吸收率。因此，吃飯時不要邊做其他的事，也不要吃得太快，同時可以搭配一些具有整腸、溫體效果的食物。

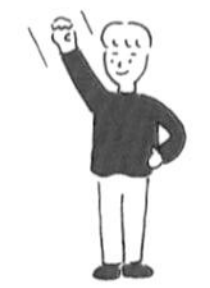

咀嚼具有緩解壓力的效果，還能提升記憶力。煩躁不堪、或想暫時逃離時，不妨吃些魷魚絲或口香糖等耐嚼的食物吧。

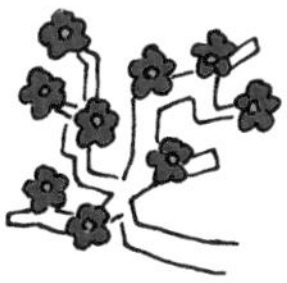

第1週 2/1→2/7

◆適合本週的好食材◆

魷魚（乾）

中醫認為魷魚乾具有強化冬季疲弱腎氣的功能。魷魚乾是以剔除內臟的魷魚曬乾而成，但成分並非只是魷魚和鹽而已。這種低醣、低卡、高蛋白的食物中，還含有維生素B群、能調節血糖值的鋅等礦物質，以及維生素E。

新鮮魷魚雖然不如魷魚乾耐嚼，但兩者的營養價值相仿，可以多吃一點。

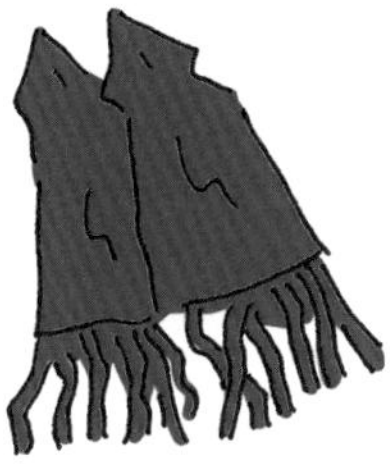

◆搭配使用的好食材◆

泡菜

泡菜是能夠溫熱身體的發酵食品。發酵食品可以分解食材、增添風味，還有助消化吸收，連同魷魚乾一起吃，更能提高養分吸收率，調整腸道環境，推薦大家試試「泡菜拌魷魚（乾）」這道菜。

泡菜炒魷魚

材料

◆魷魚：1杯
◆泡菜：100克

作法

將魷魚及泡菜切成合適的大小，一起翻炒即可，不需要再加調味料。

持之以恆的小技巧

魷魚乾、泡菜都可以在便利超商買到，取得方便，也更容易持續食用。此外，這些食物帶有口感，可以自然增加咀嚼的次數，刺激飽食中樞得到滿足感，是最理想的零嘴。

◆魷魚乾也能做成簡單的配菜

將魷魚乾切開，抹上鹽麴，醃漬10天左右就會變軟，輕輕鬆鬆做出一道配菜。

用來犒賞自己的甜點，反而讓心更疲憊！

【豆漿 × 醋】緩解腎上腺疲態，抑制血糖值上升

迎接春天的同時，氣壓變化和寒冷帶來的壓力，將會持續到4月中旬。天氣不會瞬間就變得溫和舒適，而是時冷時暖，當冷暖交替的頻率漸漸縮短時，春天就到了。而我們的心，也是照著這樣的方式起伏變化。

當人體感受到壓力，會分泌皮質醇來加以抵抗。而此時的腎上腺受到氣候反覆變動的影響，會漸露疲態，這在中醫理論上稱為「腎虛」，會使人容易驚慌失措。如同在76頁所提，這也會影響血糖值的平衡。尤其是本週剛好碰上了情人節，吃甜點的機會大增，但甜食吃過量容易讓血糖值失控，心緒失調的狀況也會更加嚴重。

因此，2月第2週的食療計畫，建議大家多攝取抑制血糖值上升的食材，幫助心穩定下來。在這個甜蜜誘惑特別多的月份，請一定要多留意。

外出前，可以在隨身攜帶的手帕上滴幾滴喜歡的精油。精油的香氣抵達大腦下視丘時，能刺激自律神經和內分泌系統，有效緩解壓力。泡澡時滴幾滴精油，也有舒緩的效果。

在手帕上滴幾滴精油，然後再出門

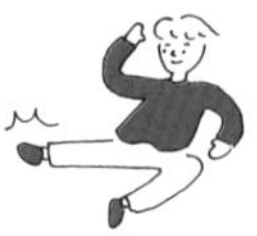

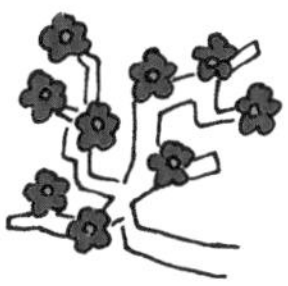

第2週

2/8 → 2/14

◆適合本週的好食材◆

豆漿

豆漿能抑制血糖上升，蛋白質含量也很豐富，在中醫裡是強化黏膜、滋潤身體的食材。它也能有效抵抗花粉症或感冒，並且活化腸胃，解決便祕的困擾。

豆漿中含有的大豆卵磷質，是製造神經傳導物質乙醯膽鹼的原料。缺乏乙醯膽鹼也是阿茲海默症的成因之一，所以健忘的人多喝豆漿要比喝牛奶好。

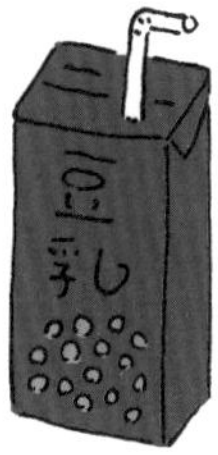

◆搭配使用的好食材◆

醋

醋的特徵就是能抑制血糖上升，同時也可控制血壓和內臟脂肪量。特別值得推薦的是黑醋，「黑醋豆漿」（甜味最好來自寡糖）是一種很容易入口的飲料。

還有一種台灣人常吃的早餐，是以豆漿搭配醋的「鹹豆漿」，簡簡單單卻十分美味，對本週的心更有優異的守護功效。只要在200cc的溫豆漿中加入1大匙醋、1大匙炒過的蝦米，最後以醬油與芝麻油調味就行了。

持之以恆的小技巧

做焗烤或甜點時，不妨以豆漿取代牛奶，讓豆漿自然地融入日常飲食。不過，記得一定要購買未經調味的豆漿製品。

◆覺得很想吃鹹的？要特別注意！

根據中醫理論，腎氣虛弱時會特別想吃鹹的。調節鈉、鈣、鎂等也是腎上腺的任務之一，而疲勞的腎上腺無法順利完成調節工作，才會想吃鹹的東西。

氣溫可以上上下下，鬥志可不能忽高忽低

【肉桂×可可】溫暖心房也安定血糖，讓心的震盪降到最低

春天是萬物滋長的時期，一天中的冷暖變化非常大，自律神經也很容易因此失調。氣溫急升時，容易使人失去鬥志，渾身乏力有睡意；氣溫驟降時，則會因為血液循環不良，造成肩膀痠痛、頭痛、腰痛等問題。在溫暖的春天來臨之前，這些都是必經的變動。

氣溫的起伏變化導致血液循環積滯不前，中醫稱這種狀況為「瘀血」。此外因為溫差大，寒冷所造成的壓力使得腎上腺疲勞，還是會有血糖值失調的問題。對任何事都意興闌珊，發睏、焦躁、頭痛，內心忐忑無法穩定等症狀，在這段期間經常出現。

因此，2月第3週的食療計畫，重點在於抑制血糖驟升、促進血液循環，讓心得以安定，不再上下波動。此外，具有抗菌效果的食物，也有助於改善腸道環境，預防感冒。

這個繞8字的運動可以促進腸胃蠕動、改善鮪魚肚，也能解決心緒煩悶的困擾。用臀部與腹部施力，讓腰部以畫8字方式繞轉，順時針方向、逆時針方向各做20次，可以藉此鍛鍊腰肌、腹橫肌、腹內斜肌，同時改善便祕。這個單純容易的動作，也能緩解壓力。

空閒的時候，用腰部來繞個8字

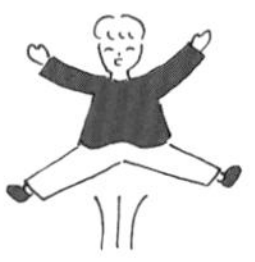

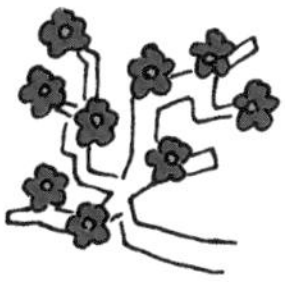

第 3 週

2/15 → 2/21

◆適合本週的好食材◆

肉桂

肉桂有助於緩解血糖值上升。在中醫裡，肉桂稱為「桂皮」，可改善瘀血，也就是血液循環不良的症狀，同時抑制心的發炎。此外，肉桂也具有溫暖身體、提高消化機能和抗菌的作用。

在這段溫差懸殊、容易罹患流感的時期，肉桂是有效預防感冒的最佳保養食材。

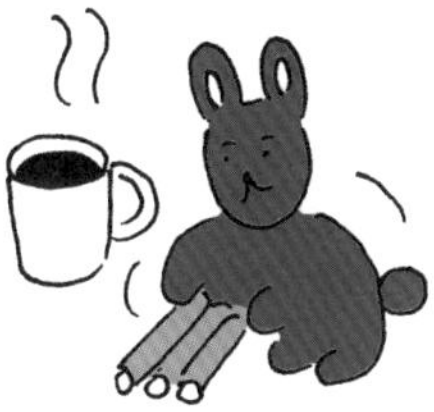

◆搭配使用的好食材◆

可可

可可能抑制血糖值上升、促進血液循環，還有極強的抗氧化、抗菌效果，可可鹼則有助於舒緩放鬆。此外，可可的膳食纖維、鐵、鋅、鎂等礦物質含量也很豐富。不過請切記，務必選購成分只有可可的「純可可粉」。

建議大家養成好習慣，每晚飲用「添加肉桂的可可」（也可以搭配丁香或小荳蔻）。若想要一點甜味，不妨添加可做為腸道好菌養分的寡糖。

持之以恆的小技巧

近來一些大型連鎖咖啡館都有提供肉桂粉，讓客人自行添加，可以養成習慣，在咖啡裡輕輕撒一點肉桂粉。

在這段期間，將肉桂裝進小瓶子裡隨身攜帶，也很不錯喔。

平息過敏、安撫焦慮，身心都需要好好排毒

【薑×桑葉】抗發炎食材雙管齊下，去除濕熱與煩躁

隨著春天的腳步近了，氣壓和溫度變化也越形激烈。日夜溫差大時，甚至有機會遠眺「春霞」，或是蒙上紗一般的「朧月」等詩意的美景。

可惜近年來，這個時節也會有黃沙、PM2.5或花粉乘著偏西風來攪局，春天不再只有美好事物，不少人因為這些「不速之客」而有了嚴重過敏症狀。

根據中醫理論，過敏乃是一種「濕熱」現象（17頁），主要是身體裡，尤其是腸道內累積了許多毒素，使得肝臟也連帶受到影響，會出現容易緊張、過度興奮，睡眠品質不佳等心緒失調的情況。

因此，2月第4週的食療計畫，除了抑制血糖上升以避免心緒失調，還要多攝取能去除濕熱的食材，三餐也要盡量避開會在腸道內累積毒素的食物。

早晨上班之前，或是上完廁所出來，可以原地跳躍10次。跳躍能加速心跳，促進血清素的分泌，讓心神更穩定。

偷個時間，
原地跳耀一下吧

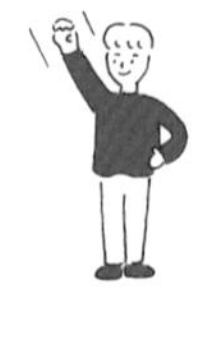

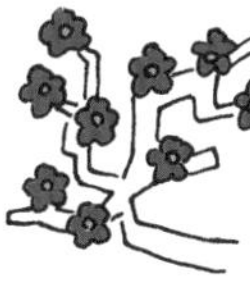

第4週

2/22 → 2/28

◆適合本週的好食材◆

薑

生薑中的薑辣素具有抑制血糖上升的功能，薑還有超強的抗氧化力，能夠抗發炎、抗菌、促進血液循環、調整腸胃，徹底去除「溫熱」症狀。根據中醫理論，薑可以止咳、解熱、健胃、改善畏寒，功效十分強大。

至於營養成分，薑則含有鎂、鈣、鉀等礦物質。

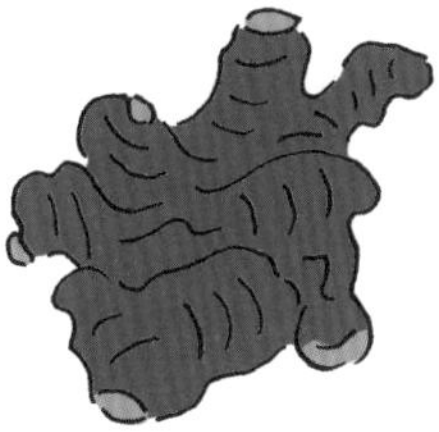

◆搭配使用的好食材◆

桑葉

桑葉中含有的桑葉生物鹼，能抑制血糖上升。此外，桑葉還含有維生素、礦物質、GABA（一種神經傳導物質，主要功能為放鬆神經）等成分。只是我們總不能拿起桑葉直接啃（笑），就讓它以配角的身分，加入日常的飲食吧。

首先，桑葉可以拿來泡茶。在桑葉茶裡加入生薑，就變成了「桑葉薑茶」。把生薑與桑葉切碎後，再混入漢堡肉或水餃餡，也是不錯的方法。

持之以恆的小技巧

生薑冷凍後，並不會影響其營養價值。一買回來就馬上切絲或磨成泥，以一次要使用的分量分裝冷凍，需要時就立刻有薑可用。

◆薑的驚人功效

薑含有薑辣素、薑烯酚，加熱後，薑辣素就會轉變成薑烯酚。薑辣素有殺菌、健胃、止吐的功能；薑烯酚則能促進血液循環，從內溫熱身體。

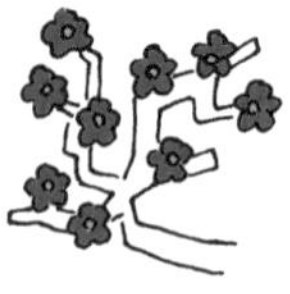

最後一週 2/29

2月的身心回顧

心之所以忐忑不安，全都是天氣在作怪

2月的飲食重點是要建立腎上腺的堅強後盾，同時設法對抗寒冷造成的壓力，避免血糖上升。在最後一週，我要介紹一些希望大家延續到3月繼續攝取的好食材，以及盡量避吃的食材：

◆對冬季偏弱的「腎」有益：魷魚乾、核桃、毛豆

◆對「腎上腺」有益：岩鹽、鹽鹵、青背魚、梅乾

◆對「腸道」有益：紫蘇、昆布、高麗菜、海帶芽、山藥

◆對「心」有害：巧克力、蛋糕、咖啡

本月介紹的肉桂和薑，都是中醫經常運用的藥材。在這段期間，不論是畏寒、預防感冒、肚子不舒服、花粉症等過敏狀況，只要有肉桂和薑，都能迎刃而解！趁這個月把一年份的用量備齊，一旦身心不適，就派這兩個「食療首選」上場吧。

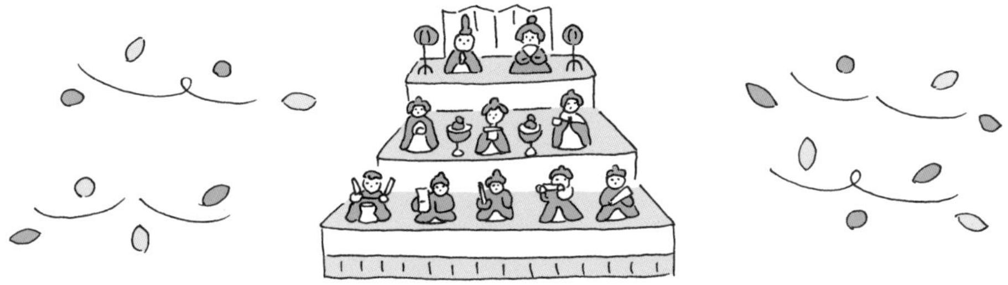

3月

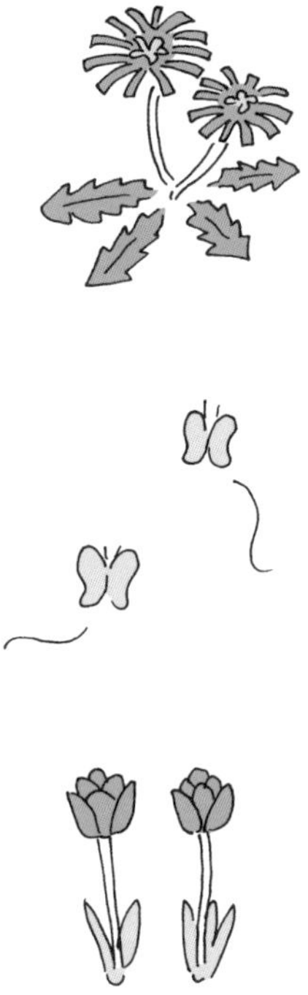

由冬轉春

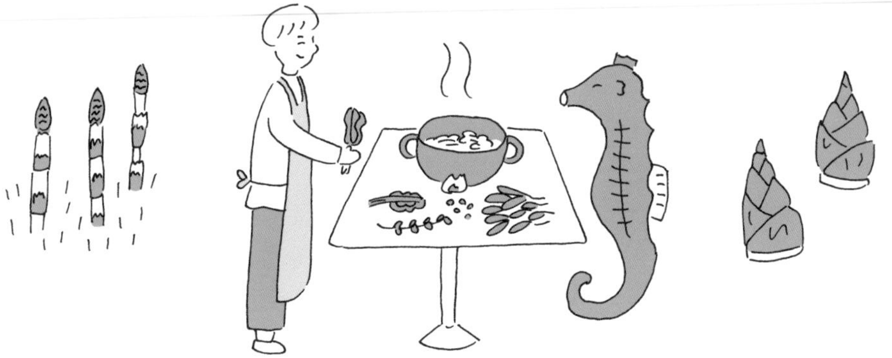

3月 均衡攝取蛋白質，養心又健肝

季節轉換之際，心中的焦慮感，
暗示著春天即將到來。
快利用必需胺基酸來強化肝臟！

季節緩緩朝著春天邁進，
一直藏在內心的悶氣，很容易在這個月爆發開來，
情緒大起大落，做任何事都很難順心如意。
日子想要過得舒暢愉快，
就多吃一些含有均衡胺基酸的動物性蛋白質吧。

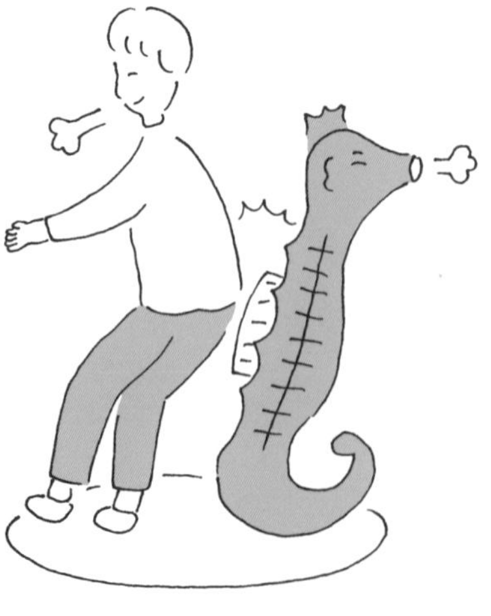

大地逐漸回暖的春天，肝臟也開始活躍

隨著春分（3月20日左右）即將到來，太陽也移動到了春的位置，日照條件比起上個月要好了許多。雖然身體覺得暖和的日子漸漸增加，但真正的春天依然尚未降臨。

就中醫來說，3月是變化相當大的時節，氣候由寒冷的「陰」轉向溫暖的「陽」，因此偶爾會有種彷若春天的和煦感受，稱為「陽春時節」；身體也從不論好壞、照單全收，逐漸轉換為需要排毒、促進代謝的時期。

根據中醫理論，負責排毒與代謝的是「肝」。這裡所指的「肝」，與現代醫學中的「肝臟」有著相同作用。春天是萬物復甦、枝頭冒出新芽的季節，生命力蓬勃發展，人類當然也不例外，肝氣旺盛、活動力強，負擔也開始加重。

肝一旦負擔過重，最明顯的特徵就是容易心浮氣躁，只要一點小事就會發火動怒。明知怒氣是這個季節一定會出現的症狀，卻很難擺脫失控的情緒，正表示目前已是由冬入春的時刻了。

蛋白質既是打造身心的基石，也是肝臟的好幫手

一年之中，3月是氣候及情緒變動最大的時期，想要順利度過這一關，必須把握兩個重點。

第一、確實攝取蛋白質。蛋白質是構成人體的基礎，多加攝取能夠強化身心，降低氣候變化對身體的影響，以及環境變化對心神的刺激。

第二、認真養肝。由於冬季的「閉藏」性質，有許多不需要的廢物囤積於體內，因此在肝氣揚升的春季必須好好養肝，讓肝順利排毒。這段期間要多攝取可以補「肝血」，也就是含有「肝臟所需養分」的食物。

肝臟具有代謝蛋白質的功能，而蛋白質又是肝臟本身所需要的養分（肝血）。蛋白質在體內反覆地分解、合成，讓細胞得以隨時保持正常狀態，因此我們在每天的飲食中，最少要攝取50～60克的蛋白質。

攝取時，最需要注意的是胺基酸的均衡程度。胺基酸有好幾種，其中有九類是體內無法自行合成的「必需胺基酸」。我們應該要均衡地攝取各種必需胺基酸，而不是大量攝取單一種類的胺基酸。

雞肉、牛肉、豬肉、羊肉、肝臟、雞蛋、蜆、沙丁魚、竹莢魚、鮭魚、魷魚、蝦、螃蟹、章魚等動物性食材含有的胺基酸較為均衡，只要是你敢吃的，不妨多吃。

由於腸胃黏膜及消化酵素都是由蛋白質構成，若是因為腸胃太弱、怕胖等理由而不吃肉，消化能力也會跟著降低，這一點要多留心。

因此，**若是感覺到「心似乎失調了！」**很有可能**是「肝的營養不足」，這時請把一天的蛋白質攝取量增加到100克。**一天吃200克瘦的豬肉或牛肉，可以攝取到40克左右的蛋白質；吃3顆雞蛋約可獲得20克的蛋白質。這個數值提供給大家參考。

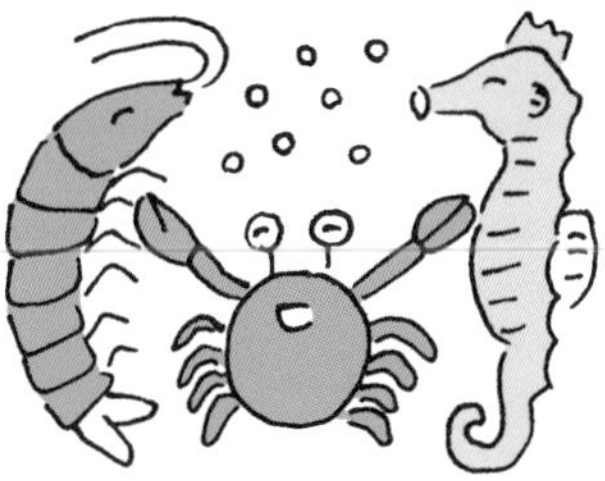

◆注意！蛋白質的攝取來源也要慎選

忙碌的早晨，很多人會從魚板、香腸等加工製品中攝取蛋白質，這些製品大都含有較多的鹽分及醣類，千萬不要因為「方便」就拚命吃。攝取蛋白質時，請盡量避開加工製品，選擇能自行掌控鹽分、醣類的肉、魚、蛋等食材。

3月的緊急小幫手

吃了動物性蛋白質會胃痛或腹瀉，不妨試試奇異果

吃了過量的動物性蛋白質，會成為腸道中壞菌的養分，生成有害物質。因此，腸道環境不佳、吃了油脂較多的肉類就容易拉肚子、經常暴飲暴食的人，都要特別留意。這些人在攝取動物性蛋白質時，不妨搭配奇異果一起吃。奇異果含有奇異果酵素，能在不受胃酸影響下，協助分解體內的蛋白質。

3月的護身小常識

捏住耳垂轉一轉，可以振奮精神、調整自律神經

白天覺得昏沉想睡，或是注意力不集中時，可以捏住兩耳，前後旋轉。

這個動作有兩個好處：第一，刺激耳朵的穴道。耳朵上有許多穴道，可以藉此按壓，尤其是「神門」穴，更具有調整自律神經、改善失眠的效果。第二，促進頭部的淋巴循環，改善耳鳴及臉部浮腫。如果覺得這樣做太麻煩，拿橡皮筋套住耳朵，也有一樣的效果。

◆檢查一下糞便，看看你的腸胃是不是讓壞菌占了上風？

觀察自己的糞便，可以看出蛋白質是否對你的身體造成負擔——

□糞便非常臭
□糞便是黑色的
□糞便沉在便器底部
□糞便沾黏在便器上

如果有以上任何一項，最好觀察自己的身體狀況，調整一下蛋白質的攝取量。

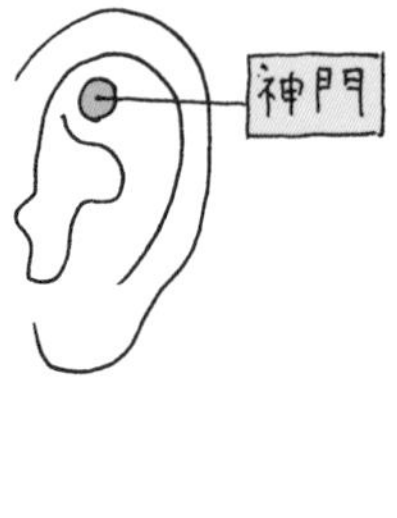

◆耳朵的「神門」穴

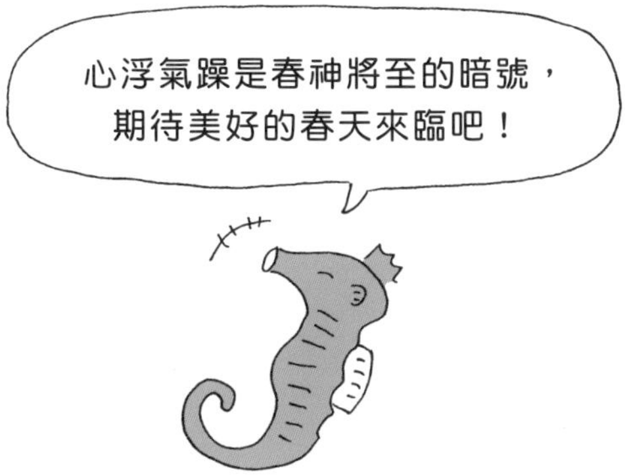
心浮氣躁是春神將至的暗號，
期待美好的春天來臨吧！

春暖花開的時節，心情變得開朗、積極進取，也喜歡與人相交往來。但過於旺盛的陽氣，有時會使人情緒亢奮、靜不下來，神經過於敏感，甚至失眠。尤其在春分及其前後三天的這段時間，不少人都會特別感到不適。

一年有四次季節交替，其中由冬轉春的時刻，尤其容易讓人有「心好累」的疲憊感。如果你也有不快的情緒，就當成是心感冒了，要好好睡覺，多攝取適合此時的食材以補充營養，而且記得多笑，保持心情愉快，養身也養神。

強肝健心的飲食好搭檔，讓昏沉的腦袋神清氣爽！

【牛肉 × 發酵食品】補充益腸、強肝的必需胺基酸

天降甘霖，代表天氣越來越暖和了，當然令人開心；但是低氣壓又下雨，也很容易令人鬱鬱寡歡、情緒低落。

疲勞不斷累積，拖著倦怠的身心日復一日，一旦碰上壞天氣，很容易因為小事就心生不滿。即便天氣轉好，春季空氣中特有的塵埃感再加上花粉，也常令人頭昏腦脹，提不起勁……這樣的症狀有時還會反覆出現。正所謂「春天後母心」，陰晴不定的天氣變化一波接著一波，腦袋與情緒也很容易煩躁、不快。在冬季即將結束的尾聲，隨之而來的肝血（肝臟的養分）不足更有如雪上加霜，使身心失調的症狀更為明顯。

因此，3月第1週的食療計畫，希望大家認真地養足肝血，多攝取有益腸胃、可補充必需胺基酸的食材（40、93頁），做好迎接春天的準備。

花朵和綠葉的紓壓效果絕佳，可以一次多買些花回家，或是在這一週每天到花店逛逛，再順便買一點，都有助於轉換心情。

在顯眼處擺放鮮花，
轉換心情又紓壓

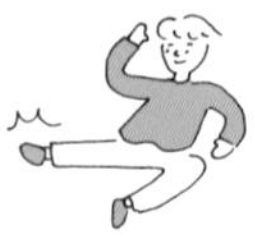

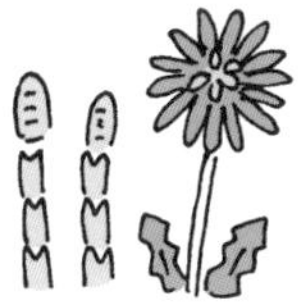

第1週 3/1 → 3/7

◆適合本週的好食材◆

牛肉

牛肉含有均衡的必需胺基酸，也含有鐵與鋅。此外，只吃穀類容易導致離胺酸不足，牛肉則有豐富的離胺酸，有助於增強體力和抵抗力。肥肉會增加消化系統的負擔，最好選擇瘦肉較多的部位。

在日本，牛肉又分為和牛、國產牛及進口牛，脂肪含量由高至低依序為和牛、國產牛、進口牛。

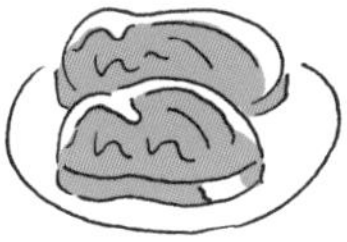

◆搭配使用的好食材◆

發酵食品

吃了牛肉容易腹脹、消化不良的人，出乎意料地多，這時不妨請發酵食品來幫忙。發酵食品可以調整腸道環境，增加好菌、減少壞菌，並且協助處理壞菌分泌的毒素——氨，分擔肝臟的解毒工作。將牛肉搭配發酵食品一起吃，不但更能突出牛肉的鮮美滋味，也會提升養分的吸收率。味噌、甘酒、優格、泡菜、鹽麴等，都是值得一試的發酵食品。

持之以恆的小技巧

牛肉放在冷凍庫裡，可以保存1個月左右。保存的重點是要密封，避免接觸空氣，以防肉的油脂氧化，影響品質。

將肉分成每次要使用的分量，以保鮮膜或夾鏈袋包裝好，冷凍保存。已經調味或是加熱調理過的牛肉，也可以用冷凍方式延長保存期限。

◆發酵食品也可以吃得很健康！

將牛肉放入夾鏈袋，在肉的表面塗滿你喜歡的任何發酵食品。以手揉捏夾鏈袋後，放入冰箱冷藏約1小時。醃過的牛肉取出後，可以視個人喜好，選擇直接煎或烤，或加入蔬菜一起炒熟。推薦大家試試「鹽麴牛肉」、「泡菜牛肉」等菜色。

沒必要說的話，就不要衝動地脫口而出

【貝類×檸檬】活化肝臟，有效吸收礦物質

大地逐漸回暖，寒冷時節不見蹤影的路邊小花與紋白蝶也現身了。隨著下週春分的腳步逼近，日照時間也一點一點變長。原本偏向內縮的情緒，在這一週似乎有了外放的感覺。

在3月這個交替時期，是從「腎偏弱」而變得沉默寡言、不喜旁人視線的冬季，慢慢轉入「肝偏弱」而變得好發議論的春季。因為表情漠然、擺臭臉而遭人誤解，沒必要的話老是脫口而出……很容易做出一些失敗或後悔的事。

因此，3月第2週的食療計畫，建議大家除了努力提高肝臟機能，也要按捺住焦躁怒氣，以堅毅的身心對抗春季的種種挑戰。攝取高蛋白且富含心所需礦物質的食材時，可以搭配有助於吸收這些養分的食材一起吃。此外，跳脫平日的視角，去欣賞上班途中看見的植物，也能舒緩緊繃的心。

上廁所時按壓穴道，調節自律神經

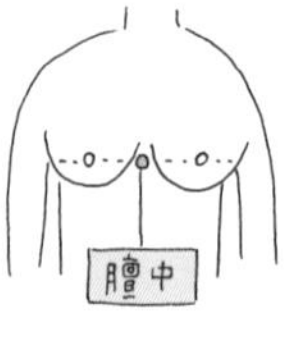

「膻中」穴位於兩乳頭連線的中央、胸骨的正中間處。以不至於疼痛的程度用拇指緩緩按壓這個穴道，可以調節自律神經，改善心悸或喘不過氣等症狀。

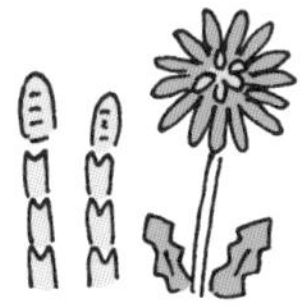

第2週

3/8 → 3/14

◆適合本週的好食材◆

貝類

貝類是高蛋白、低熱量的食材，含有強化、改善肝臟功能的牛磺酸、鳥胺酸等胺基酸和豐富的鐵、鋅、鈣等礦物質。

牡蠣的礦物質含量尤其豐富，無論是蛤蜊、蜆、帆立貝等，只要喜歡都可以多吃。市面上可以找到含有貝類的冷凍綜合海鮮與罐裝產品；便利超商賣的干貝絲也含有高蛋白，非常適合當零嘴。

◆搭配使用的好食材◆

檸檬

檸檬中的維生素C有助於鋅、鐵等礦物質的吸收，枸櫞酸則可以活化肝臟。

「酒蒸貝類」、「醋漬貝類」等，都是本週適合嘗試的理想菜色。

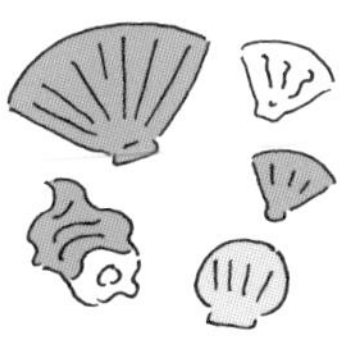

檸香小松菜炒帆立貝

材料（2人份）

- 小松菜：1包
- 帆立貝：10個左右（可生食的更好）
- 檸檬汁：1大匙
- 橄欖油：1大匙
- 胡椒鹽：適量

作法

1. 小松菜洗淨後，切成4公分小段。
2. 帆立貝擦乾水分，稍微灑點胡椒鹽。
3. 在炒鍋內倒入橄欖油，將帆立貝煎至兩面稍微上色後，取出備用。
4. 在同一炒鍋內放入1的小松菜，拌炒一下，再加入3的帆立貝。
5. 整個再略微拌炒，最後滴入檸檬汁拌勻即可。

◆打掃清潔時，檸檬也能派上用場！

沒用完的檸檬，可以拿來清潔流理台的髒污、去除水垢，或者為砧板殺菌等，是居家清潔的好幫手。

讓季節的交替，激發更多想像力和行動力

【章魚×洋蔥】讓由「陰」轉「陽」的變化成為助力

日本有句諺語：「酷熱或嚴寒，都只到彼岸。」所謂的「彼岸」時期，終於就要到了——這是指春分或秋分的當天及其前後三天，合計七天的期間，這時太陽的位置恰好都走在正東方升、正西方落的相同軌道上。根據中醫理論，一年可以分成陰、陽兩個時期：春分至秋分稱為「陽」，人們的創造力豐富、行動力也強；秋分至春分稱為「陰」，人們傾向靜心沉潛、自我磨練。而本週正好介於由「陰」轉「陽」的時期，因此陰與陽都會對心產生影響力。

陰與陽都往好的方向發展當然很理想，問題在於陰與陽有時也會朝著心失調的不良方向前進，例如將自己封閉起來的「陰」，以及具攻擊性、喜歡怪罪他人的「陽」。因此，3月第3週的食療計畫，建議大家一方面要照顧好春季活力特別旺盛的肝，也要確實補充在這個陰陽交替時節特別需要的營養素。除了藉由食材強化肝臟機能，也要攝取豐富的胺基酸。

就寢前半小時關掉手機，讓大腦和眼睛休息，等副交感神經取得主導優勢後再睡覺。習慣以手機替代鬧鐘的人，還是去買個鬧鐘吧。

睡前不滑手機，
讓眼和腦放鬆

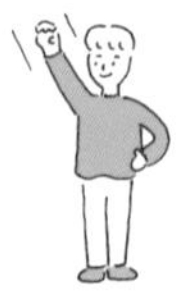

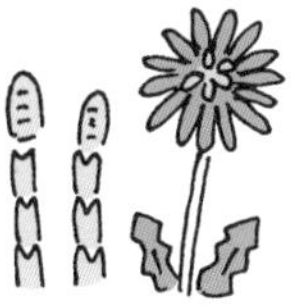

第3週 3/15 → 3/21

◆適合本週的好食材◆

章魚

章魚是高蛋白的食材，強化肝臟功能的牛磺酸含量也很豐富。

章魚的熱量低，又富含蛋白質、維生素B群、維生素E、鋅等礦物質，可以大量提供心所需的養分。除了春天，章魚也是非常適合夏天食用的好食材。

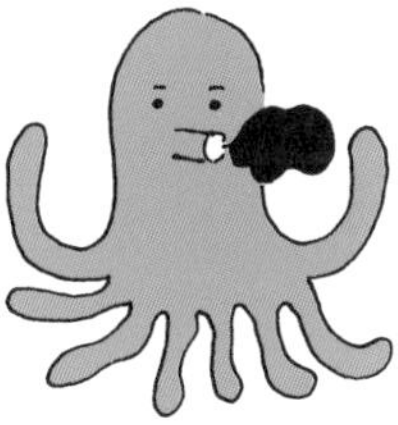

◆搭配使用的好食材◆

洋蔥

洋蔥含有活化肝臟功能的穀胱甘肽，以及抑制肝臟和腸道發炎的槲皮素。

此外，洋蔥富含的二烯丙基硫化物搭配章魚所含的牛磺酸，可以更有效地提升肝臟機能；洋蔥的氣味則能鎮定神經，促進睡眠。推薦給大家的菜色有「生章魚片洋蔥冷盤」、「醋漬洋蔥海帶芽章魚」。

持之以恆的小技巧

老實說，章魚是處理起來挺麻煩的食材，但做成生魚片就簡單多了！完全不需要再調味，容易購得又不必費神處理，怕麻煩的懶人們不妨善加利用。此外，生的或是燙過的章魚，都可以分裝成每次要使用的分量，以冷凍保存，只要1個月內吃完就行了。

◆洋蔥的外皮，也有滿滿的營養！

大家知道嗎？洋蔥的外皮營養價值非常高，含有大量的槲皮素，能夠抑制肝臟和腸道發炎。將洋蔥皮洗淨，以水煮滾，就是簡單的高湯，可以直接用來做洋蔥皮茶、或是煮味噌湯。

努力穩定自己，避免情緒過度起伏

【雞肉 × 藥草】在心情容易動盪的春天，安神又寧心

這一週明顯回暖，有些地區的櫻花甚至已經綻放了，但在這個乍暖還寒的時期，氣溫還是有可能驟降，不宜掉以輕心。

頻繁變化的天候擾亂了自律神經的節奏，心也受到影響。天氣漸暖，肝隨之變弱，情緒漸漸失控，平日的鬱卒和囤積已久的負能量全都以糟糕的方式爆發出來了。詭譎的春季氣候讓人心浮氣躁，很容易不經大腦就莽撞行事，也難怪老一輩的人總會說，「一到春天，街上就出現一堆怪人」吧。

因此，3月第4週的食療計畫，建議大家吃一些能防止情緒隨著氣候變動而高漲的食材，在飲食中加入高蛋白、低脂肪，能強健肝臟的代表性食物——雞肉，以及具有安神效果的藥草。

早一點入睡，可以刺激身體分泌生長激素，還有助於消除身心疲勞。

每天提早30分鐘就寢，消除身心疲勞

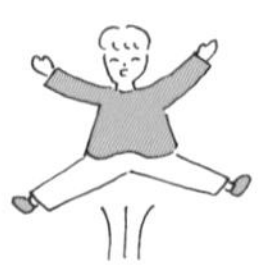

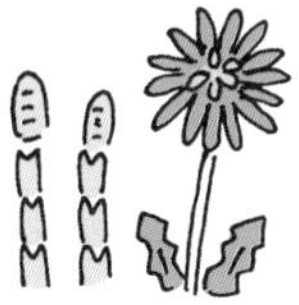

第4週 3/22 → 3/28

◆適合本週的好食材◆

雞肉

雞肉中除了蛋白質，還富含抗氧化的維生素A，而且低脂肪的部位多，非常適合做為養肝時期的食材。

◆搭配使用的好食材◆

藥草（迷迭香等）

迷迭香所含的熊果酸，具有消炎抗菌的功效；香氣成分桉油醇則有安定心神和醒腦的作用。

香草烤雞翅

材料

- ◆雞翅：適量
- ◆鹽：少許
- ◆胡椒：稍多
- ◆迷迭香：少許

作法

1. 將鹽、胡椒、迷迭香輕輕抹在雞翅上，靜置半小時。
2. 在平底鍋內鋪上烘焙紙，熱鍋後放入雞翅。這樣煎烤雞翅時就不需要再放油，也不怕弄髒鍋子。

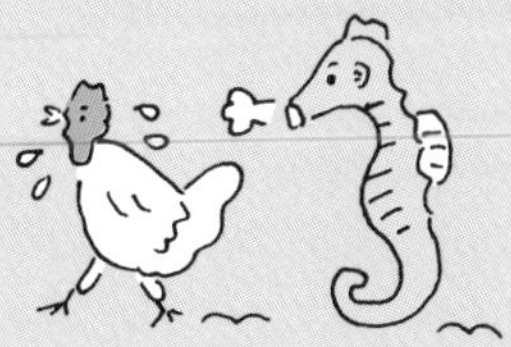

持之以恆的小技巧

雞肉可水煮也可煎烤，中式、和風、西式料理皆宜，無論怎麼烹調，雞肉本身都不會搶味，料理的成功率也高。而且比起其他肉類，雞肉的價格相對更加便宜、穩定，是很適合持續攝取的食材。

◆迷迭香也能除臭

迷迭香除了能去除肉腥味，還可以預防口臭。將迷迭香裝入布袋內，然後擺在鞋子裡，除臭的效果也很好。

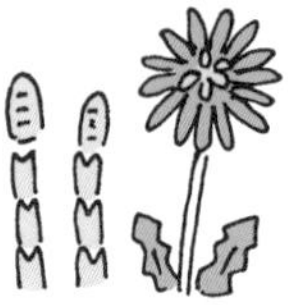

最後一週

3/29 → 3/31

3月的身心回顧

在季節轉換時以食養肝，讓心朝正面的方向前進！

3月是季節替換之際，也是中醫所謂的「陰、陽」交接時刻。未來進入真正的春天，能否過得安穩舒適，就要看現在了。在這個月裡，請大家抱持著「目前的自己，身心都有點纖細敏感」的意識，謹慎挑選飲食，尤其雞肉的價格便宜又穩定，外食也常會吃到，很輕鬆就能攝取動物性蛋白質。

此外，要是吃加工食品來攝取蛋白質，可能也會順便吃下澱粉、小麥、砂糖等不需要的東西，千萬要注意。

◆對春季偏弱的「肝」有益：章魚、貝類、肉類、檸檬

◆對「腸道」有益：洋蔥、迷迭香、發酵食品

◆對「心」有害：酒精、香腸等加工肉類、油炸物

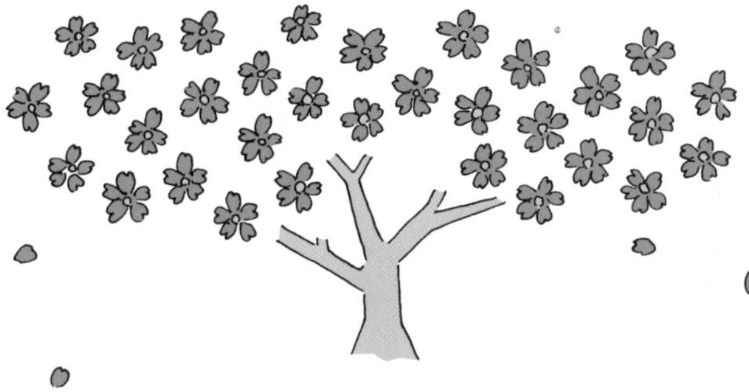

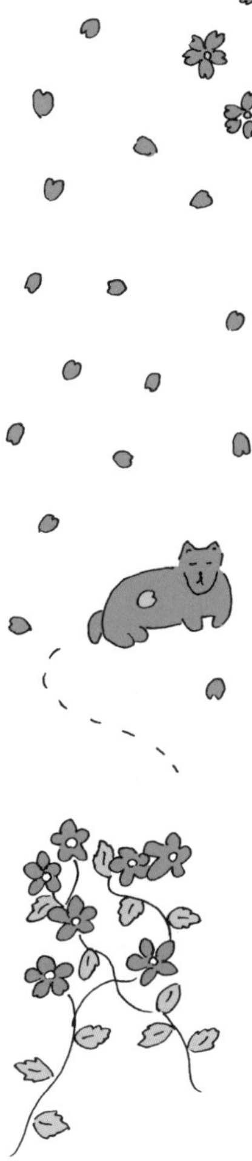

4月

春

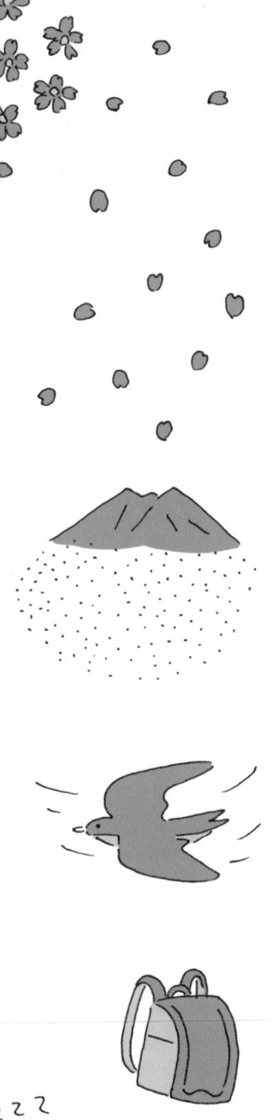

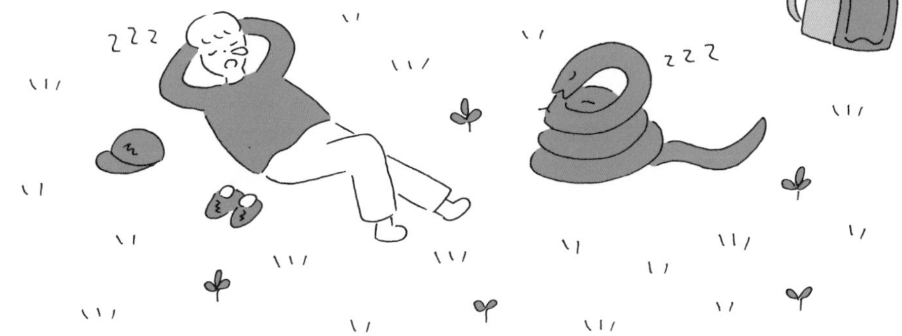

4月
以鐵質強固脆弱敏感的心

隨時隨地處於備戰狀態，
有時卻又成了易碎的玻璃心，
實在傷腦筋……
趕緊補充營養素，強健你的心吧！

4月的氣候溫和舒適，但不知為何總是沉不住氣，
很喜歡逞強，或是破壞氛圍。
這時候不妨多攝取鐵質，
為心排毒，緩和環境與季節特有的壓力。

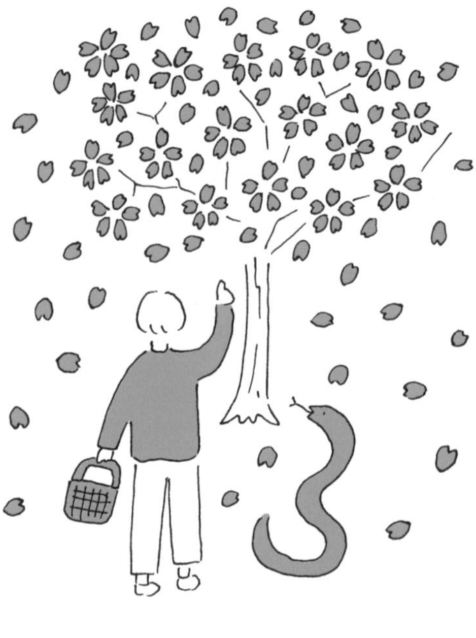

肝臟是不太能承受壓力的臟器

真正的春天來臨了，氣溫與氣壓不再劇烈變化，出門甚至可以不穿外套和襪子，也不再感到寒冷。

在日本，4月正是就學與就業新年度的開始，公司有新人報到，也可能有些人事上的異動，置身的環境或相處的人們或許都有所不同。除了氣候上的改變，置身全新的環境，也會增加各式各樣精神上的壓力。

陌生環境帶來的改變壓力，容易影響肝臟的排毒功能，造成「肝氣鬱結」。3月以來累積的焦躁在這個月倏地往外發散，身心都容易有攻擊性的表現。

肝臟是藏血的臟器，大部分的血液都會聚集在這裡。人體的血液中包含了紅血球、白血球和血小板，而環境改變造成的壓力，將會影響主掌免疫功能的白血球。當壓力導致交感神經亢奮，白血球中的顆粒球會增加，儲存大量血液的肝臟於是產生了活性氧，負擔也更加沉重。活性氧一旦增加，將使得肝臟的代謝及排毒功能隨之下降。

肝臟是個容不得壓力的臟器，這也是4月心緒失調的主因之一。

因此，4月的食療計畫，最重要的是攝取有益身心排毒的食材，改善肝氣鬱結的狀況。茗荷、紫蘇、洋蔥、巴西里、薄荷、香菜、九層塔等香氣濃郁的食材（香味蔬菜），都可以促進排毒，避免情緒過於亢奮。

此外，富含維生素C的蔬菜，如青椒、綠花椰菜、檸檬、奇異果、高麗菜等，都有助於排除活性氧，記得要一起食用。

心生病了是因為「血」不足，「缺鐵」可是健康大敵！

隨著5月即將到來，平日生活過於緊繃的人，很容易有憂鬱傾向，也就是人稱的「五月病」[1]。

4月緊接著3月的「肝氣弱」，最常出現的是血不足的「肝血虛」症狀。除了延續上個月的易怒情緒，這個月還會有凡事追求完美的傾向。

◆為什麼「壓力」會使人生病？

人體的免疫力是用以阻擋外來的侵犯，主導免疫作用的則是白血球，它會以活性氧為武器，驅除外敵保護身體。白血球又分成幾類，其中的顆粒球在發現敵人、或是交感神經緊張時，數量都會增加。

顆粒球的數量適當則無妨，一旦增加太多，顆粒球會把平常體內就有的菌種也當成外來入侵者，製造活性氧，進而引發化膿等發炎症狀。即使體內沒有外敵，過多的顆粒球也會破壞體內組織，造成發炎。這也是每當工作超載、睡眠不足、壓力過大時，很容易長痘痘，出現突發性耳聾或喉嚨發炎等症狀的原因。

現代人往往因為缺鐵，以致於心思太過纖細、容易受傷，一點小事就能牽動情緒，引發焦慮不安，接著是失眠、食欲不振……因而每況愈下。

無論是要製造安定心神的神經傳導物質血清素和多巴胺，或是促使粒線體製造能量以供應人體活動所需，鐵都是不可或缺的營養素（38頁）。有憂鬱或恐慌症狀的人，抽血檢查報告中的儲鐵蛋白指數都有偏低的傾向，代表可能罹患了潛在的「缺鐵性貧血」。

為了守護心的健康，4月最重要的就是充分補充鐵質（肝臟、雞蛋、沙丁魚、小魚乾、小松菜、羊栖菜等），以改善肝血虛的問題。而為了提升鐵質吸收率，如同先前提過的，可以搭配食用富含維生素C的蔬菜。

註1：在日本，開學和就業的新年度是從4月開始，生活環境會隨之變化，加上4月底、5月初有一段「黃金週」長假，又有梅雨季的陰冷潮濕影響，許多人會因適應不良、壓力累積而產生失眠、食欲不振、焦躁、鬱悶等身心症狀，變得不想上學或上班，成為俗稱的「五月病」。

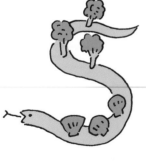

◆目標是100！儲鐵蛋白指數低於30會非常危險！

判斷有無貧血，要看血紅素的數值；判斷是否缺鐵，則要看儲鐵蛋白的數值。

儲鐵蛋白代表著體內的鐵質儲存量，100 ng／ml（奈克／毫升）以上為正常，但若低於30，就是嚴重的鐵質不足！

不過，有生理期的20～40多歲女性中，大約有7～8成的人體內的儲鐵蛋白都低於30。人體缺鐵時會有全身乏力、焦慮、倦怠、頭痛、驚慌等不適症狀，女性尤其要特別留意。

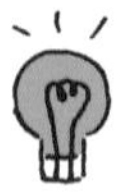

4月的緊急小幫手

富含「血基質鐵」的食材，是攝取養分的最佳選擇

鐵質又分為「血基質鐵」和「非血基質鐵」。菠菜、小松菜、羊栖菜是大家耳熟能詳、富含鐵質的蔬菜，其中含有的是非血基質鐵，但就人體的吸收力來說，對於血基質鐵的吸收率則高於非血基質鐵5、6倍之多。肝臟、瘦肉、蜆、蛤蜊等，都是血基質鐵含量較高的食材。

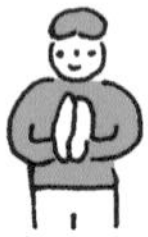

4月的護身小常識

練練劈腿，通暢血循又能伸展腹斜肌

身體累積壓力時，肌肉會變得僵硬，血液循環不良，呼吸也跟著短淺。肝臟位在腹腔的右側，一旦過於勞累，周邊的肌肉也容易收縮，而劈腿運動可以讓血液容易瘀積的股關節開展，同時伸展腹部兩側的肌肉。

採取坐姿，雙腳盡量張開，左手伸向天花板，同時吸氣；接著將舉起的左手連同上半身朝右側彎腰，在身體倒下時一邊吐氣，左、右各做10次。這項運動有助於改善血液循環、伸展腹斜肌，舒緩肝臟及其周邊肌肉。

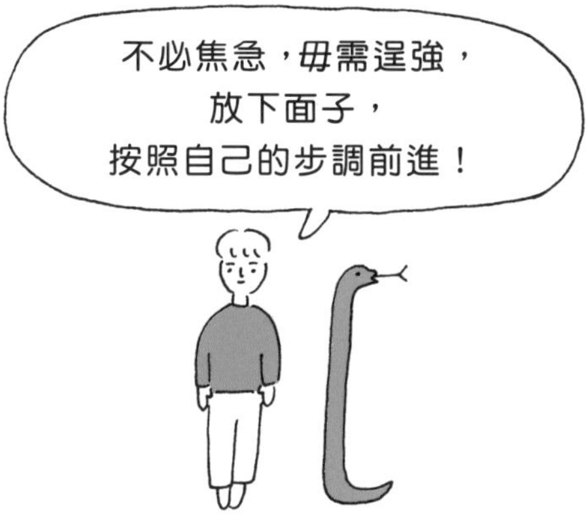
不必焦急，毋需逞強，
放下面子，
按照自己的步調前進！

在外界環境變動較大的這個時期，有些愛面子的人會硬是逞強，希望讓自己「看起來精明又可靠」。

只是，扛下一堆並不擅長的工作或責任之後，才體認到現實與想像實在相差十萬八千里，焦慮、不安壓得自己快要喘不過氣。越是要求完美的人，面臨現實與理想落差太大的狀況，越容易累積壓力，甚至折磨自己。

在4月，甚至是一整年之中，都要記得對自己好一點，別太在乎成敗，這才是通往理想的捷徑。

找回自己的節奏，避免小題大作而焦慮不安

【絞肉×青椒・綠花椰菜】從簡易料理攝取鐵和維生素C，讓心神重獲安定

春天帶來新氣象，今年設定的目標希望能順利推動、達成，只不過氣候還是多變而不定。

受到菜種梅雨的影響，氣壓、氣溫變化多端，環境的差異也使精神緊繃，這個時期的肝特別脆弱，感覺閉塞、缺乏耐性，情緒很容易擦槍走火。現代人因為長期缺鐵，對微不足道的小事也會耿耿於懷，甚至小題大作。

冷靜想想，再嚴重的問題也只能一個一個去解決，若是因此焦慮到寢食難安，事態只會更加惡化。處在不熟悉的環境中，這種作法會落得身心俱疲。

因此，4月第1週的食療計畫，建議大家多攝取鐵質，以安撫敏感的心；接著再搭配可促進鐵質吸收的維生素C，緩解、甚至消除肝血虛的症狀。價美物廉、富含身體好吸收的血基質鐵，就從這樣的好食材開始入手吧！

盡全力大叫，把氣整個吐出來，身體自然會吸入大量的氧氣，頓時神清氣爽，焦躁也一掃而空。不過平常要是突然大叫，會造成旁人的困擾，不妨趁泡澡時在水中喊叫，就不會打擾到左鄰右舍了。

泡進浴缸裡，在水中放聲大喊

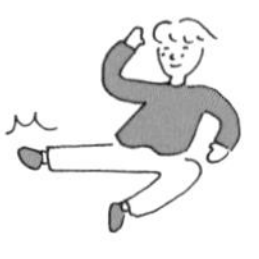

第 1 週 4/1 → 4/7

◆適合本週的好食材◆

絞肉（任何肉類都行！）

豬肉、牛肉、雞肉、羊肉等肉類都含有豐富的鐵質，若要便於和4月的蔬菜混合料理，絞肉是很理想的選擇。

絞肉可以變化的菜色相當多，例如水餃、漢堡肉、肉捲、肉丸、青椒鑲肉等。搭配富含維生素C的蔬菜一起吃，則可提高鐵質的吸收率。推薦大家可以試試「青椒鑲綠花椰雞絞肉」。

◆搭配使用的好食材◆

青椒・綠花椰菜

青椒和綠花椰菜是富含維生素C的代表性蔬菜。青椒含有維生素A、C、E，抗氧化力極高，即使加熱也不影響其營養價值，其中又以紅色甜椒的維生素C含量最為豐富。

此外，綠花椰菜還含有蘿蔔硫素，具有改善肝臟功能、抗氧化的效用。

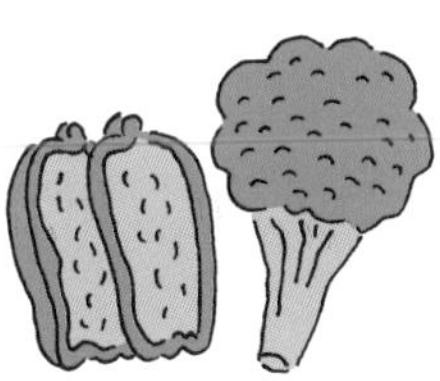

持之以恆的小技巧

漢堡排和肉丸可以多做一點，以每餐食用的分量分裝後冷凍保存，忙碌的時候馬上就能加熱食用，也可以做為便當菜，十分便利。

青椒、甜椒可以大致切塊，拌入鮭魚或其他生魚片及醋漬液（231頁）做成醃漬品，不但耐於保存，也可以隨時幫自己加菜。

◆「莖」是綠花椰菜的營養精華

以綠花椰菜來說，莖的養分要比花朵高，維生素C含量也較多，千萬不要丟掉。取下花朵部分後，可將莖切碎混入絞肉，做成肉餡使用。

精神緊繃、臉色僵硬……
快甩開五月病的鬱悶陰影！

【鮭魚 × 香味蔬菜】
為身體造血、替肝臟解毒，順暢氣的運行

托太陽的福，4月的日照時間變長了，體內的荷爾蒙和維生素D開始補好補滿，消極悲觀的情緒也漸漸消失。比起3月，氣候相對穩定了起來。

不過，春天特有的肝血虛所引發的心浮氣躁、容易發怒，從上週開始越發明顯，對周遭人們的一言一行也異常敏感。可能有不少人都沒發覺，自己最近常為了一點小事就跟身邊的人發生爭執吧？

肝氣鬱結容易引發頭痛、眩暈、臉部肌肉抽筋等症狀，甚至讓人懷疑自己是否得了憂鬱症或五月病，一定要多加留意。此外，當肝臟的解毒能力下降，腹部側邊或背部也可能會有疼痛感。

因此，4月第2週的食療計畫，建議大家繼續攝取鐵質以改善肝血虛；此外要多吃香味蔬菜，以緩解肝氣鬱結，為身心排除毒素、讓氣保持通暢。

動物、植物，畫什麼都好，每天在行事曆空白頁畫一張圖吧。畫得好不好無所謂，只要是帶有創造力的行為，都能為身心舒緩減壓。

畫畫圖吧！
用創造力消除壓力

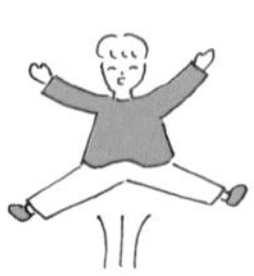

第2週

4/8 → 4/14

◆適合本週的好食材◆

鮭魚

具有造血功能的鮭魚，也含有血基質鐵和蛋白質，同時可以強化肝臟。此外，鮭魚還含有豐富的維生素B_{12}，是製造紅血球的必要原料。

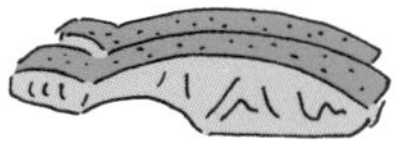

鮭魚的魚肉原本是白色，但因為含有抗氧化的蝦紅素，才會變成紅色。鮭魚還含有EPA、DHA等Omega 3脂肪酸，維生素B群、維生素D也很豐富。

◆搭配使用的好食材◆

香味蔬菜

茗荷、紫蘇、洋蔥、香菜、九層塔等帶有辛香氣味的蔬菜，可以幫助肝臟排除毒素，緩解肝氣鬱結，讓體內氣行順暢，有效消除壓力。

做法簡單又快速的「香蔬煎鮭魚」，只要以橄欖油煎熟鮭魚，再加入香味蔬菜與調味料，就可輕鬆上桌。

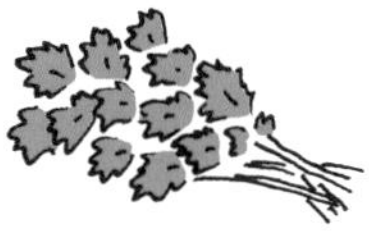

持之以恆的小技巧

以橄欖油醃漬鮭魚可以保存一段時間，使用起來很方便。將鮭魚抹上鹽（或是鹽麴），放入平底鍋內，撒入自己喜歡的香味蔬菜後，再倒進大致蓋過鮭魚的橄欖油，加熱10分鐘左右。接著把鮭魚連油一起裝進有蓋容器中，置於冰箱約可保存1週，碰上鮭魚價格便宜時不妨多買一點。

◆別客氣，大把大把吃「香菜」吧！

香味蔬菜中的香菜有優異的排毒效果，而且能幫助消化、抗菌、抗病毒、去除體味、鎮靜、緩解眼睛疲勞。香菜是隨手可得的食材，又可緩解各種不適症狀，希望大家平常多吃一點。

無論好壞都不要堆積，打造循環順暢的好體質

【小松菜・水菜×五香粉】透過肝臟與腸道，排出心的毒素

氣壓及氣溫趨於穩定，天氣開始變得舒適宜人。不過，陰天與夜晚偶爾會有較強的冷風，還是要謹慎留意。許多新事物都在4月展開，加班、研習、說明會等，最近的生活節奏似乎比往常更為緊湊慌亂。胡思亂想、遲疑不前，都快不認識自己了……或許有不少人都為此煩惱不已吧？

這些狀況也都是肝氣鬱結所引起，要是個性內向、不善表達，就更加難熬了。因為過度忍耐導致肌肉緊繃，於是肩膀僵硬、頭痛、緊咬牙關、磨牙等，這些都是肝氣鬱結的主要症狀。此外，腸胃較弱的人也容易肚子脹氣，因為負責處理這些氣體的正是春季特別虛弱的肝臟。

因此，4月第3週的食療計畫，建議大家多補充含鐵的食物，以改善肝氣鬱結，減輕過度忍耐造成的心理負擔，同時促進肝臟與腸道排出毒素，疏通原本停滯不前的氣。

人一旦有太多事無法掌控，就容易累積壓力。這時不妨找出三樣不需要的東西，將它們丟了吧。如果做完後沒問題，明天再丟三樣，後天也丟出三樣，一點一點將不需要的物品丟棄。東西變少了，管理起來更容易，也能減輕一些壓力。

把房間裡的東西，挑出三樣丟了吧！

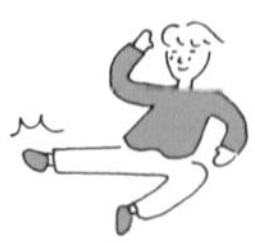

第3週 4/15 → 4/21

◆適合本週的好食材◆ 小松菜・水菜

小松菜、水菜含大量鐵質，更有豐富的鈣、鉀等礦物質，以及維生素A、C、E，除了補血，也有抗氧化效果。十字花科蔬菜還含有異硫氰酸酯，有助於排出肝臟與腸道內的毒素，暢通氣的運行。

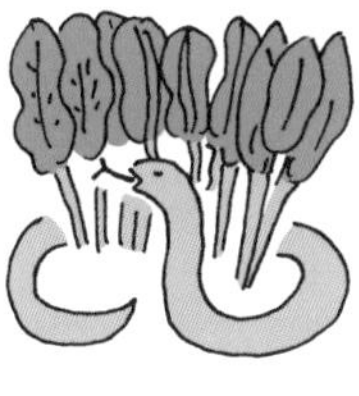

◆搭配使用的好食材◆ 五香粉

五香粉是中式料理常用的調味料，可以協助改善肝氣鬱結。

五香粉由肉桂、丁香、八角、花椒、茴香等香料混合而成，說它是中藥也不為過，可以促進腸胃蠕動，也具有抗菌、抗炎、調整腸道環境等功能。

像是「小松菜炒豬肉」這類含有動物性蛋白質的熱炒菜色，就很適合加點五香粉來提味，不妨隨興地使用看看吧。

持之以恆的小技巧

新鮮蔬菜不耐久放，真是有點傷腦筋，但冷凍保存就沒有問題！而且冷凍過的小松菜細胞壁已遭到破壞，使人體可以更有效率地攝取到促進鐵質吸收的維生素C。將新鮮的蔬菜直接冷凍，會比燙過之後再冷凍更好。

◆發酵的「豆豉」是健康又萬用的調味料

豆豉是黑豆加鹽之後發酵而成，帶有偏鹹的味噌風味，常用來做麻婆豆腐等料理，可說是萬用調味料。豆豉含有豐富的胺基酸，能抑制血糖突然升高，協助改善腸道環境。

心失調到了最高點，加足馬力完成「最後一哩路」！

【豬肉×蔥類】增強體力，一舉擊潰春季疲勞

一年之中，濕度適宜、溫和舒爽的時刻其實少之又少，但在這段期間，倒是有不少地區都能享受到如此宜人的氣候。

準備放長假之前，往往很多事都擠在一塊，工作量也特別大，生活越是緊張忙碌的人，也越容易忽略身心的疲態。起初工作多到像是沒完沒了時，還能設法熬了過來，如今眼看工作即將結束，卻有累到快撐不下去的無力感，好想立刻逃開，遠離這一切。

當肝氣鬱結，耐力即將潰堤之際，很容易有這樣的狀況，甚至還會出現便祕、腹瀉、食欲不振、飲食不定等症狀。心所需要的「血」不足了，便會焦躁煩亂、難以專注，情緒亢奮到無法入眠。

因此，4月第4週的食療計畫，建議大家攝取含鐵食物增強體力，再搭配其他適合的食材來強化攝取效果。在放假前的最後一哩路上，好好衝刺吧！

伸展腹斜肌，鬆綁緊繃的身心

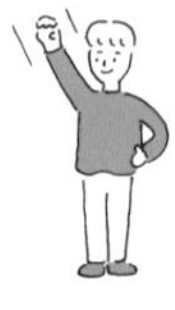

雙手向上伸，在頭頂處交握，手肘要打直。接著在深呼吸的同時將身體朝左側彎下，停留10秒，做完再換右邊。平時多伸展因緊張而繃緊的腹斜肌與肋間肌，不但通體舒暢，心情也跟著輕鬆不少。

第 4 週

4/22 → 4/28

◆適合本週的好食材◆

豬肉

豬肉含有均衡的鐵質、蛋白質、胺基酸，能夠強健肝臟。有助於醣類代謝的維生素B_1在豬肉中的含量也很豐富，可以適時補充容易耗盡的體力。

要注意的是，脂肪較多的豬五花熱量高、蛋白質少，反而會傷害腸胃，請盡量選擇比較瘦的腰內肉、腿肉、里肌肉。

◆搭配使用的好食材◆

蔥類

除了青蔥之外，韭菜、洋蔥、大蒜也都屬於蔥類，因為它們都含有二烯丙基硫化物，具有以下功效：①消除疲勞——可協助吸收維生素B_1，恢復體力；②排毒作用——能夠抗氧化、殺菌，幫助肝細胞解毒。因此，在容易發生春季疲勞的本週，以蔥類搭配含有維生素B_1的食材一起吃，效果十分理想。

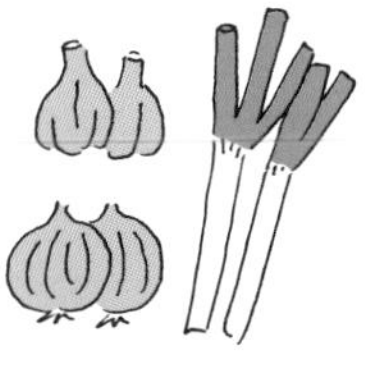

持之以恆的小技巧

仔細想想，平常我們在做豬肉料理時，似乎都習慣搭配蔥類，像是「蔥捲豬肉」、「豬肉味噌湯」等。看來只要記得「吃豬肉」，自然會將豬肉和蔥類搭配在一起，要養成這個好習慣應該不難呢。

◆蔥特有的強烈氣味，應該如何消解？

吃完蔥類，在口中都會留下強烈的氣味，如果很在意這個味道，可搭配綠茶、蘋果、檸檬、巴西里、菠菜一起吃，就能預防口臭。

最後一週

4/29 → 4/30

4月的身心回顧

未來的自己，是由現在吃的食物所打造

風光明媚的春季，大家不妨趁著假期出門走走，釋放身心壓力，同時也慰勞一下平常辛苦的自己。不過，假期中要是暴飲暴食、徹夜狂歡、作息紊亂，這些脫軌的行為不但會使心緒失調，收假後更有可能因此「無心工作」或得了「五月病」。此外，身體狀況不好的人，外食時也要留意飲食的內容。

這個月介紹的青椒與綠花椰菜，都富含能促進鐵質吸收的維生素C，可以有效抗氧化，去除活性氧，減輕肝臟的負擔，請一定要持續食用。慎選食材不僅是為了當下，更能為將來的自己奠定良好的健康基礎。

◆對春季偏弱的肝有益的「鐵」：豬肉、絞肉、鮭魚

◆為春季偏弱的肝「排毒」：水菜、小松菜、蔥類、五香粉、香味蔬菜

◆對「腸道」有益：青椒、綠花椰菜、納豆、米糠漬物

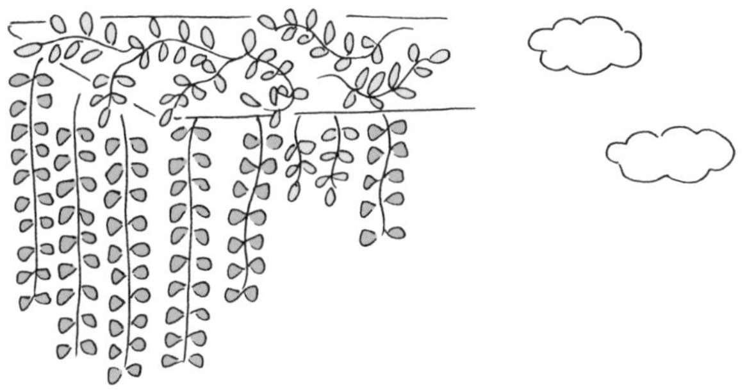

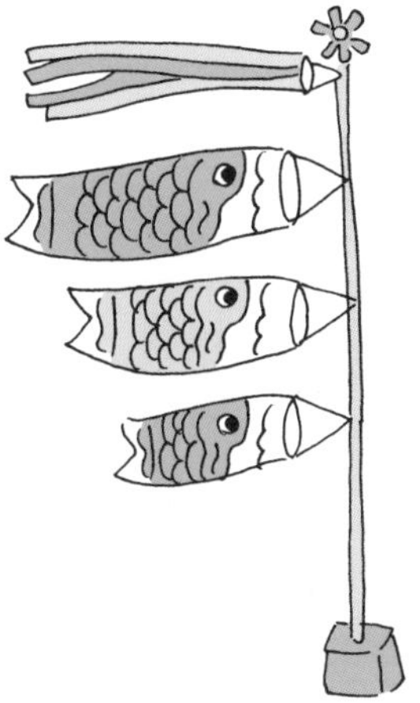

5
月

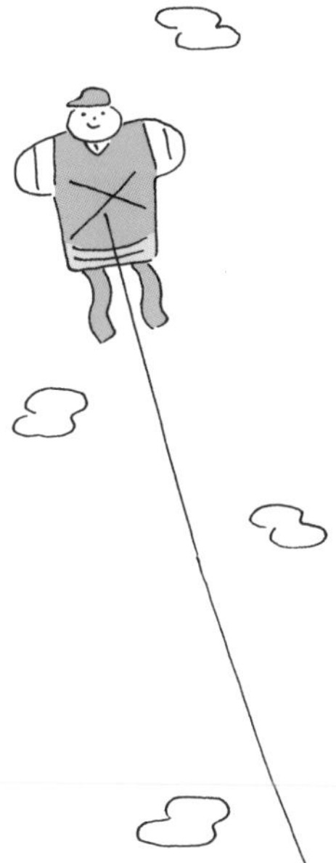

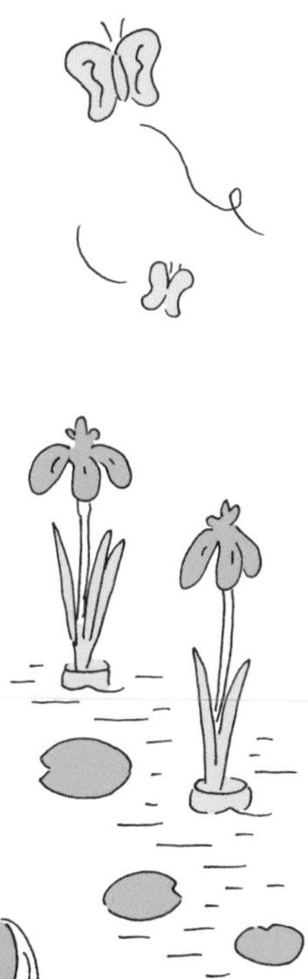

春

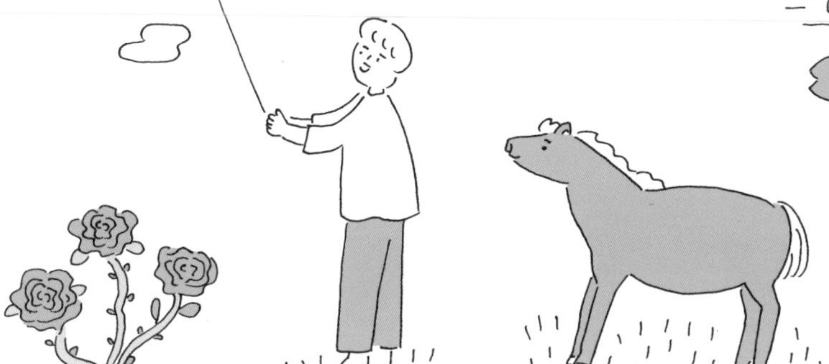

5月

精選辛香料，平撫心的不安定

春天是刮強風的季節，
不安、不滿、頭痛、眩暈，
也隨著強風陣陣襲來……
就用辛香料來安撫這股煩躁吧！

在5月，負面情緒似乎比平常更多、更煩人，
這主要是因為腸胃發炎了。
此時不妨試試辛香料、藥草、十字花科蔬菜，
徹底拯救虛弱的腸胃吧！

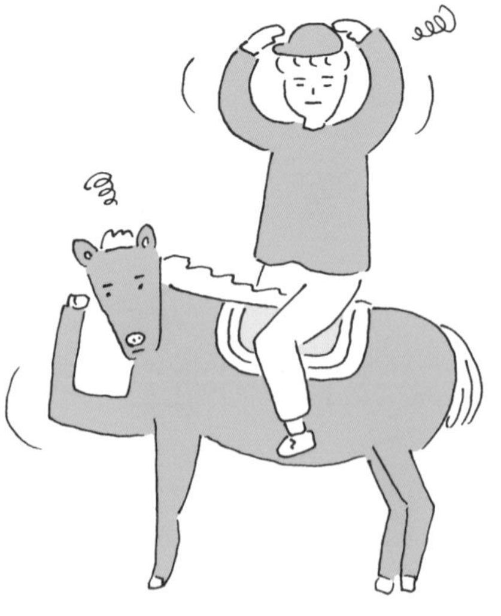

緩解腸胃發炎，重拾生活的幹勁

在日本，5月是稱為「Maystorm」的溫帶低氣壓出現的時期，其威力甚至可能近似於颱風。中醫以「肝風」來表示這種春季的影響，有肝虛傾向的人則會出現眩暈、頭痛等症狀。

此外，從年初開始還在適應中的新生活或忙碌的工作，使得一日三餐常是草草解決，即便在連假期間，飲食依舊不正常，整個人早已疲憊不堪，保養的要務卻不斷往後拖延。在如此身心失調的狀況下，於是變得意興闌珊，提不起勁上班或上學。這在中醫裡稱為「肝膽濕熱」，由於日常飲食對肝臟、膽囊或腸道造成負擔，因而導致身心發炎。

發炎狀況一旦持續，會變得亢奮、焦躁、不安，或突然陷入沮喪，各種負面情緒一湧而出。身體方面，則有腹瀉或便祕、噁心的症狀，女性會有氣味很重的分泌物、臉部發紅或是冒出濕疹。心的失調加上身的不適，壓力當然也越來越大。

負面消極的想法，是腸道內的念珠菌所引發

到了5月，生活好不容易稍微步上軌道，身心卻因為肝膽濕熱而頻頻失控，對於發生在自己身上的事，也很容易怨忿不平。而肝膽濕熱的成因，主要是腸道內產生了「黴菌」。

這種黴菌稱為「念珠菌」，是人體全身都可能帶有的細菌，特別喜歡待在腸道裡。一旦飲食習慣不良導致念珠菌增殖，菌絲生長造成腸壁穿孔，就會引起發炎。為了避免繼續發炎，腎上腺於是過量分泌皮質醇，使心變得疲勞，漸漸出現憂鬱症狀（44頁）。此外，念珠菌還會分泌有害毒素乙醛——飲酒過量時，造成宿醉的原因正是乙醛，它會加重肝臟的負擔。

狀況還不止如此。肝臟負擔一旦加重，血糖值就會異常，而念珠菌分泌的阿拉伯糖與醣類中的葡萄糖結構類似，因此當念珠菌分泌阿拉伯糖時，身體會誤以為血糖上升而分泌胰島素，結果導致血糖偏低，引發嗜睡、全身乏力、注意力渙散等問題。

◆「腸漏症」是身心不適的主因

我們吃的食物所含有的養分，會先經由小腸過濾，然後輸送至全身。若出於某種原因，導致小腸的過濾功能失靈，原本不該被送到全身各處的未消化物質，以及過敏原、細菌、病毒、重金屬等有害物質混入體內，引起發炎、妨礙必需營養素的吸收，並造成各種傷害，這種狀況就稱為「腸漏症」。體內的念珠菌也是引發腸漏症的原因之一。

利用抗菌食物，好好修護受傷的心

即將進入梅雨季節的5月，是一個濕度高、念珠菌大量繁殖、腸胃功能不佳的月份，但也是修護養心的最佳時機。

要阻止難纏的念珠菌增生，一定要盡量遠離它最喜歡吃的砂糖、麩質、酪蛋白和酒精類食物，還要多攝取膳食纖維，讓好菌在腸道內取得優勢，使腸道保持弱酸性。在這樣的環境中，念珠菌就很難生存了。

具有抗菌效果的奧勒岡葉、薑、大蒜、山葵、胡椒、辣椒、香菜、肉桂、丁香、小茴香、薑黃、九層塔、迷迭香、百里香、番紅花等辛香料和藥草，都有助於改善相關症狀。

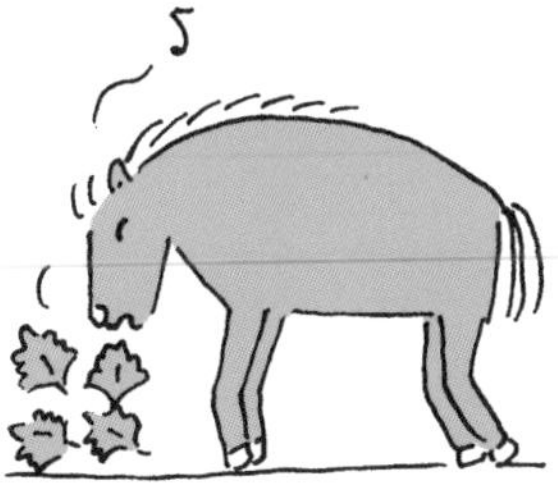

5月的 緊急小幫手

攝取有助消化的食材，同時抗菌、抗炎、抗病毒

暴飲暴食、食品添加物、壓力、麩質過敏、念珠菌等……許多狀況都可能導致腸道發炎。因此，我們應該攝取具有抗發炎、抗菌、抗病毒作用的「助消化食物」來保護腸壁。高麗菜、昆布、秋葵等，都是有助於消化的食材。

5月的 護身小常識

按壓「風池」穴，有效緩解「肝風」症狀

在容易起風的春季，最適合按壓「風池」穴。風池穴位於後腦勺髮際的凹陷處，左右邊各有一個。可以用「感覺還算舒適」的強度，用拇指輕輕按壓10秒，頭部馬上會明顯感受到一股神清氣爽，同時緩解眩暈、頭痛、眼睛疲勞等「肝風」症狀。

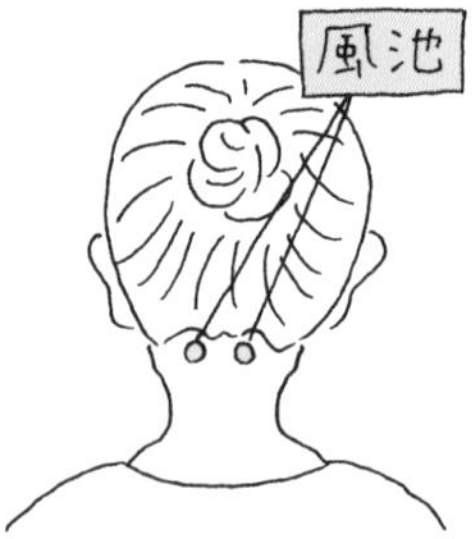

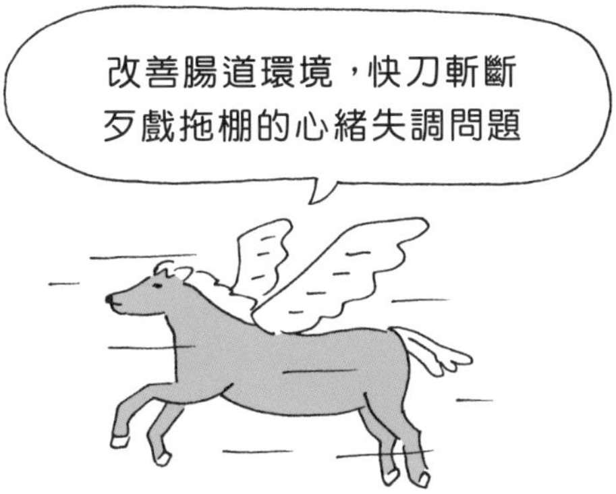
改善腸道環境，快刀斬斷
歹戲拖棚的心緒失調問題

5月除了要徹底消除自4月延續的不安、不滿等壓力，也要做好準備，迎接6月這個長期處於潮濕狀態的季節。

不趕緊趁這段時間解決糾纏了好一陣子的心緒失調問題，這些困擾很有可能就這樣被拖延到秋天去了。

如果覺得自己身心有點狀況，要暫停食用含有念珠菌最愛成分的食物，以免繼續危害腸道。多攝取有抗菌效果的食材，以及保護腸壁健康的膳食纖維，從體內解決問題，心也會漸漸舒暢。

撫平心的躁動，回歸正常運轉模式

【十字花科蔬菜 × 綜合豆】補足心的營養、抑制身的發炎

許多地區的街景，在此刻已從櫻色換上新綠，溫和穩定的天氣，非常適合觀光旅遊。但即便在這個陽光和煦的時期，還是有人會因為「工作、育兒、活動，或是人際關係，把自己搞得精疲力盡……」

如今的陽光溫暖舒適，偶爾吹來一陣略帶寒氣的風，好不容易熬過先前那段辛苦時期的人，要不要趁著現在讓身體好好休息、重整心緒呢？

身心疲憊時，也容易百感交集，但不必強迫自己改變，試著客觀一點，發現「自己原來也有這一面啊……」不也很好嗎？會有這些症狀，也是因為這段期間容易過度忍耐導致肝氣鬱結，或是焦躁煩悶引起濕熱症狀。

累積在腸道的毒素，會對肝臟、腦部造成影響，進而擾亂心緒。既然是身體發炎使得心跟著失調，那就把這個問題解決了吧！

因此，5月第1週的食療計畫，建議大家攝取蔬菜及營養豐富的豆類，抑制濕熱所引發的炎症，並將毒素排出體外，改善肝氣鬱結造成的情緒波動。

打赤腳走路，就連腳趾頭也能運動到。趁著假日去踩踩草地，也是不錯的做法。老是憋屈在鞋子裡、支撐著全身重量的雙腳，替它們褪去束縛，光著腳丫走路，不但有助於消除壓力，也能改善血液循環。

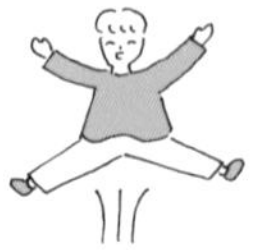

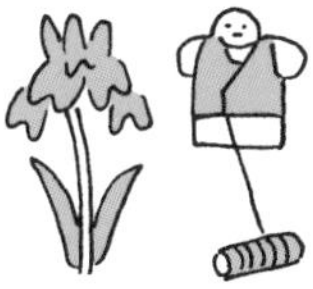

第 1 週

5/1 → 5/7

◆ 適合本週的好食材 ◆

十字花科蔬菜

十字花科蔬菜有助於改善濕熱及肝氣鬱結，以避免擾亂心緒。綠花椰菜芽、芝麻葉、芥菜、小松菜等都是十字花科，含有製造血清素的原料色胺酸，以及具有殺菌效果的蘿蔔硫素，平常可以多吃。

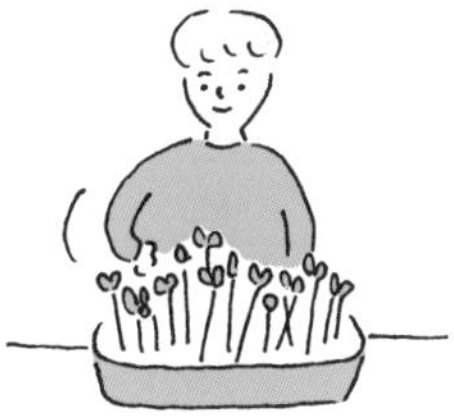

◆ 搭配使用的好食材 ◆

綜合豆

綜合豆含有豐富的膳食纖維，以及蛋白質、維生素、鐵等礦物質，這些都是心所需的養分，只要拌一拌做成沙拉，立刻就能上桌！

綜合豆芝麻葉沙拉

材料（2人份）

- 綜合豆：1包
- 秋葵：1包
- 芝麻葉：1把
- 小番茄：1包
- 沙拉醬（薑汁香檸醋，作法見231頁）：適量

將蔬菜及綜合豆（包括鷹嘴豆、碗豆、腎豆的市售綜合豆類包）拌勻，淋上醬汁就行了！

持之以恆的小技巧

芽菜類在自家的廚房或庭院就能播種栽培，十分方便，採收之後還能繼續生長。所有的葉菜類，都可以用廚房紙巾包起來，放進夾鏈袋內，以直立的方式冷藏，可以保存較久的時間。

從身與心雙管齊下，重建瀕臨瓦解的生活

【辛香料×蘿蔔乾絲】整腸抗炎，抵擋濕熱與肝風

春天的特徵就是風大，當身心被暖呼呼的陽光療癒時，偶爾還是會突然感覺到一陣冷風吹來，這股早春薄寒也就是中醫所謂的「肝風」。肝風會使人易與反駁之心，遭受批評時就想回嘴，或變得易怒、失眠，有時也會出現頭痛、眩暈、全身發熱等症狀。

平常總是「明知這樣不好，卻繼續照做」的人，即便不在連假期間，也還是改不了熬夜的壞習慣吧？整天盯著手機或電腦導致睡眠不足，放假日的白天幾乎都在睡覺……如此惡性循環，連帶影響了能安定心神的皮質醇及血清素的分泌，心也就陷入負面情緒的惡性循環（35、60頁）。

因此，5月第2週的食療計畫，希望大家能夠調整生活的節奏，維護良好的腸道環境，還要抑制因生活習慣不良，引發濕熱及肝風所導致的發炎，讓心重拾健康。在日常飲食中，不妨多攝取具抗菌作用的辛香料，以及有益腸道環境的食材。

覺得心有點失控時，不妨試試這個運動。除了轉換情緒，動一動離心臟最遠的腳趾，也有助於促進血液循環，適時舒緩身心。

將雙腳的腳趾
全都張開來動一動

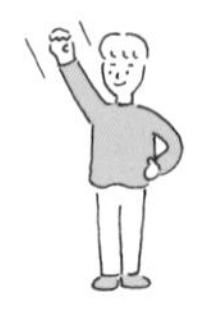

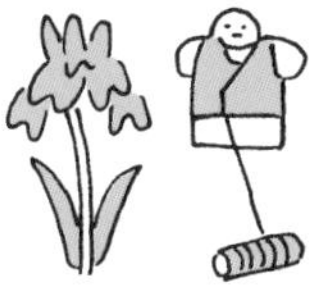

第2週 5/8 → 5/14

◆適合本週的好食材◆

辛香料

（薑、大蒜、胡椒、辣椒、山葵）

這些辛香料應該每個家庭裡都能找到一兩樣吧？它們可都是抵抗濕熱及肝風的好食材，抗菌效果極佳，還能有效抑制念珠菌等引發的腸道發炎，避免心也跟著發炎。大蒜、薑、山葵可以冷凍保存，或購買軟管式產品備用，隨時添加在料理中，三餐都能攝取。至少到6月底之前，希望大家都能持續多吃辛香料。

◆搭配使用的好食材◆

蘿蔔乾絲

蘿蔔乾絲富含膳食纖維及澱粉酶，可以幫助消化、改善便祕。

此外，蘿蔔乾絲中的維生素B群能促進代謝，葉酸、鈣、鋅、鎂等也有助於改善慢性疲勞及不適症狀。

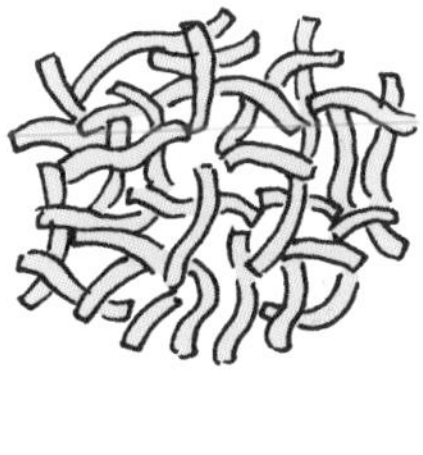

醬燒三絲

材料

- 蘿蔔乾絲：30克
- 金針菇：1包
- 豆皮：4片
- 柴魚片：30克（3小把）
- 白芝麻：3大匙
- 薑：2小截
- 醬油、味醂、醋：各2大匙

作法

1. 將蘿蔔乾絲泡在100cc的水中。
2. 豆皮切成一口大小，乾煎備用。金針菇切成2公分小段，炒熟加醋。
3. 蘿蔔乾絲剪成2公分小段，加入2及醬油、味醂拌炒後熄火。
4. 加入薑泥、柴魚片、白芝麻，拌勻即可。

◆十字花科蔬菜是抗氧化的良方！

十字花科蔬菜的種類相當多元，高麗菜、綠花椰菜、綠花椰菜苗、小松菜、水菜、白菜、白蘿蔔、蕪菁、山葵、白花椰菜、芝麻葉、羽衣甘藍、香菜、水芹等都屬於這一類。這些蔬菜都含有異硫氰酸酯，可以抗發炎、抗氧化，預防癌症。

◆金針菇是瘦身減脂的好食材！

金針菇可以抑制身體吸收脂肪，同時促進脂肪分解，很適合飲食習慣不正常的人。

此外，上面介紹的「醬燒三絲」這道菜，也可以自行做各種變化，例如用太白粉水勾芡，或是鋪上起司後焗烤、淋上蛋汁煎熟等。

為腸道加上保護膜，避免心繼續受傷

【高麗菜 × 昆布】攻守都重要！就靠好食材捍衛心和腸壁

這一週已經不僅僅是暖洋洋可以形容了，甚至可能有宛如夏天的高溫，感受到明顯的暑氣，出現焦躁、黏膩、發悶等由濕熱引發的惱人症狀。身體的濕熱特別容易透過情緒發散，並漸漸演變成壞習慣。例如晚餐後會再吃甜食或零嘴，半坐半躺著看電視、上網還一邊喝酒，想要藉此放鬆一下。有這種傾向的人要格外注意，因為你的腸道內可能增加了許多念珠菌，或是腸壁受損而加重濕熱症狀。

為了防止濕熱，泡澡放鬆身心後，睡前務必要避開藍光，好好躺在床上睡覺，不要窩在沙發上打盹。尤其是睡著後，持續90分鐘的睡眠才能有效消除疲勞，成為有意義的睡眠時間，只是隨意打個盹，不但擾亂了睡眠節奏，也無法確實恢復體力。因此，5月第3週的食療計畫，建議大家要停止會繼續引發濕熱的飲食習慣，避免身體發炎，調整腸胃功能，保持腸壁健康，多攝取不會危害腸道和心的好食材。

切高麗菜絲這種單調而專一的動作，具有緩解壓力的效果。

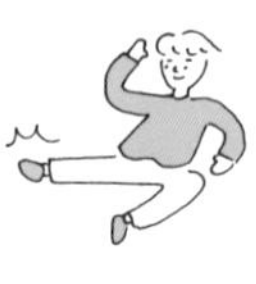

練習切高麗菜絲
也能紓壓

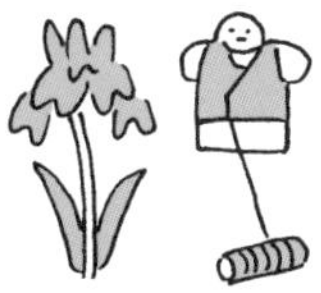

第3週

5/15 → 5/21

◆適合本週的好食材◆

高麗菜

高麗菜也屬於十字花科，能夠抑制發炎，含有可促進腸胃黏膜再生、改善胃潰瘍的維生素U及維生素K。此外，一天吃2、3片高麗菜葉，可以補充整天所需要的維生素C。除了胃黏膜，高麗菜也有助於修復腸壁黏膜，腸壁因為念珠菌或食物的刺激而受損時，高麗菜便可派上用場。

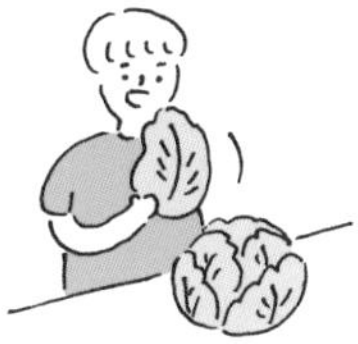

◆搭配使用的好食材◆

昆布

昆布含有豐富的水溶性膳食纖維和礦物質、碘，可以保護受損的腸壁。其中的海藻酸、褐藻醣膠等膳食纖維，和高麗菜一樣可以修復受損的腸胃黏膜。

鹽昆布的保健效果與昆布相同，與高麗菜混合做成「鹽昆布高麗菜」，就是一道輕鬆上手的健康配菜。

持之以恆的小技巧

請購買整顆完好，而非切開的高麗菜，從最外層一葉一葉剝下使用，可以保存較長的時間。

將高麗菜芯切除後，在此處塞入沾濕的廚房紙巾，再放進冰箱冷藏。如果嫌做菜太麻煩，可以剝下1、2片菜葉，沾著味噌吃也OK！

◆薯蕷昆布真方便

薯蕷昆布的外表一點也不像昆布，但它其實是切成細絲狀的昆布（先以醋醃漬，等昆布變軟之後定型，再切削成細絲），富含礦物質、海藻酸、褐藻醣膠等膳食纖維，能夠調整腸道環境。

由於昆布大多用來熬煮高湯，有些人不敢直接吃，如果是薯蕷昆布，接受度應該比較高。

薯蕷昆布的胺基酸十分豐富，可以煮出鮮美的高湯，因此也很適合做為煎蛋、熱炒等菜餚的調味料。（193頁）

調整心境、做好準備，迎戰即將降臨的綿延濕氣

【茴香籽 × 白蘿蔔．蕪菁】
進入梅雨季之前，擬定好腸內抗菌對策！

這陣子日夜的溫差微乎其微，白天甚至會冒點汗，可說是氣候對自律神經影響最小的時期。心的狀況又是如何呢？5月的氣候相對穩定，溫暖舒適、草木繁盛；接下來的6月，溼度逐漸升高，溼答答的氣候又將開始攪亂自律神經的運作。因此在5月，一方面送走了年初因轉換新環境導致的疲憊操勞，同時也必須為心做好全方位的準備，以迎接6月到秋天的潮濕狀態。

根據中醫理論，當環境濕度升高，負責消化運作的「脾」就會減弱功能。如果現在就有心浮氣躁、意志消沉等症狀，在體內累積濕熱，到了6月容易脾虛的季節，心的狀態也會每況愈下。這些症狀大多是由食物或消化不良引起，所以也是有辦法預防的！因此，5月第4週的食療計畫，建議大家調整消化功能，為即將到來的梅雨季做好準備，避免腸道壞菌增殖，攝取有助消化的食材，用完善的保養讓心平穩地度過下個月。

舌苔多代表腸胃的負擔重，或是吃太多了。理想的舌苔應該是白色的，如果是黃色，則代表容易因焦慮或過敏導致身體發炎。舌頭本身若呈現白色，代表心的養分不足，思考力和注意力都容易渙散。舌頭要是腫脹起來，手腳、甚至全身都會有沉重感，或出現浮腫現象。

每天早上照鏡子，
檢查一下舌苔！

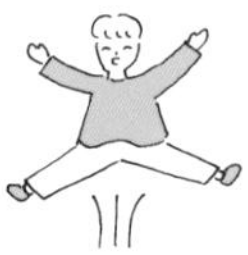

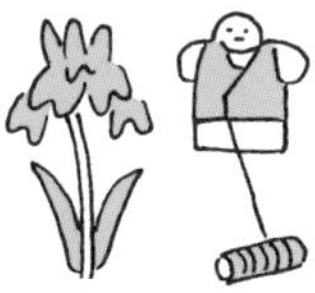

第4週

5/22 → 5/28

◆適合本週的好食材◆

茴香籽

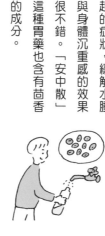

中醫認為茴香具有「理氣」作用，能改善氣滯的問題，緩解腹脹、暴飲暴食、喉嚨異物感、腹痛等症狀。此外，它還有抗菌及溫暖身體的功能，可以改善體寒引起的症狀，緩解水腫與身體沉重感的效果很不錯。「安中散」這種胃藥也含有茴香的成分。

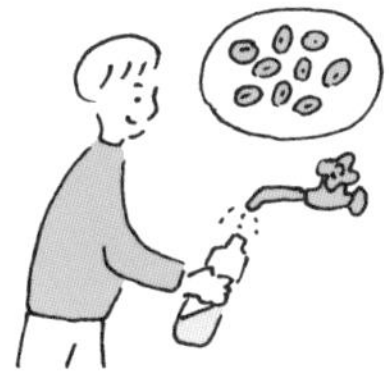

◆搭配使用的好食材◆

白蘿蔔・蕪菁

白蘿蔔、蕪菁等十字花科蔬菜，可以改善腸道或肝臟的發炎症狀，讓心維持正常運作。其中的異硫氰酸酯有抗菌作用，澱粉酶則能幫助消化。

大家不妨善用白蘿蔔及蕪菁，做一道加上茴香的醋漬物。將左側小單元介紹的茴香水以1：1的比例加上醋，和任何喜歡的辛香料一起煮滾，最後再連同白蘿蔔或蕪菁放入容器內，醃漬保存即可。

持之以恆的小技巧

或許很多人都覺得茴香籽不好使用，其實只要將超市販售的茴香籽放入水中，就能做成「茴香水」，方法十分簡單：睡前將2大匙茴香籽倒入2公升的寶特瓶內，再加滿水，放入冰箱冷藏，隔天就有茴香水可用了。

◆可作為中藥的食材

中藥原本就是一種延伸性的飲食療法，以下介紹的就是經常用於中藥的食材：

・肉桂（桂皮）

具有整腸健胃、改善感冒症狀、促進血液循環等功效。甜點或飲料之類的一般食品中，也常會添加肉桂。

・丁香

中藥常以丁香來溫暖腹部、改善打嗝，也可以預防口臭。

・紫蘇

可以止咳、緩解感冒症狀，吃生魚片時也常以紫蘇殺菌。

・山藥

中藥常用山藥來改善腹瀉、補充體力。山藥也用以入菜，山藥泥飯就是常見的料理。

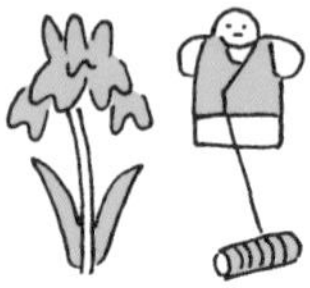

最後一週

5/29 → 5/31

5月的身心回顧

梅雨季之前鞏固消化功能，讓心堅不可摧

日本每年5月的黃金週連續假期，很有可能讓長期緊繃的心弦瞬間斷裂。而要讓斷掉的心弦再次接合、重新起步，實屬不易。

6月濕氣重，也最容易出現中醫所謂的「脾虛」。天候會連帶影響身心狀況，有不少人在此時會出現工作或生活上的適應障礙。

因此，這段期間的調養重點是避免讓消化功能受氣候變動影響而減弱。在濕度高、陰雨綿延的這個時期，要向大家推薦高麗菜和以下的食材，記得要多攝取。

◆對春季偏弱的「肝」有益：十字花科蔬菜、辛香料、茴香籽、綜合豆類

◆對「腸道」有益：高麗菜、蕪菁、昆布、蘿蔔乾絲

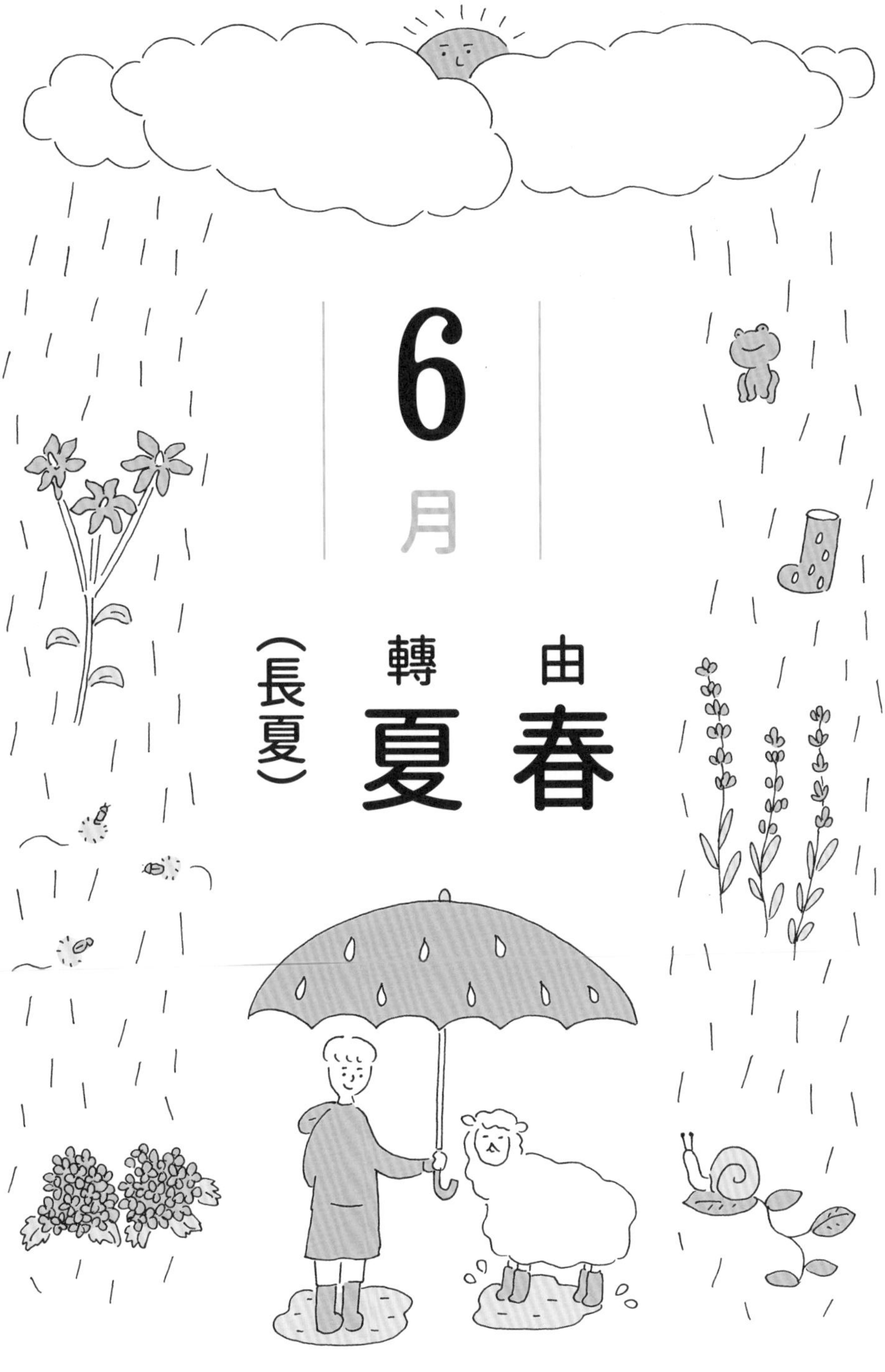

6月

由春轉夏（長夏）

6月 放下吃的執著，卸除心的負擔

攪亂心神的、過度依賴的、多餘無用的，
把這些事物全都丟了，
為身心進行大掃除！

時序即將邁入夏季，
各種不穩定的情緒也油然而生。
有一點點自閉，一點點想太多，
甚至經常覺得都是自己的錯。
在這個月，補充營養是其次，
最重要的是避免身心的毒素不斷累積。

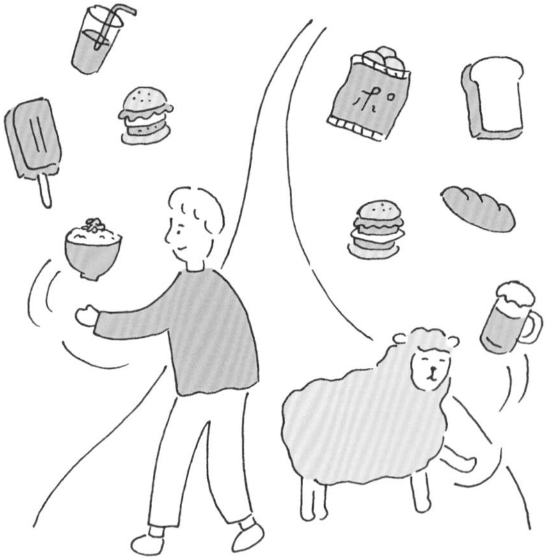

悶熱的濕氣，容易使消化功能受損停滯

在6月，太陽將會運行到最高點，漸漸邁向白晝最長、夜間最短的「夏至」。從太陽的位置可以看出季節正轉為夏季，但初夏的氣候維持不久，很快地梅雨鋒面就會開始逗留。夏天的氣息一掃而空，氣壓變化劇烈，宣告正式進入溼答答的梅雨季節。

氣壓多變、溫度升高，干擾了自律神經的運作，腸胃功能隨之低下。再加上雲量增加、日照減少，情緒也變得內向自閉。

從中醫來看，春、濕氣高的長夏和夏這三個季節接續而來，情緒在這幾個月裡也特別不穩定。春季的「肝（易怒）」，夏季的「心（不安、失眠）」、「脾（過慮）」，這三種臟器對壓力特別敏感，也因此容易對應產生負面的情緒（25、28、30頁）。

尤其是負責消化工作的脾，在濕氣高的季節容易虛弱，一旦受損，消化功能就會停滯受阻，心無法順利吸收所需的蛋白質、鐵等礦物質，以及維生素B

群，人也因此變得消極、自責。

沒來由的不安、思慮重重導致失眠……若不設法解決這些困擾，等到梅雨季節結束、颱風也過去，濕度終於下降的秋天來臨，在這一大段時間裡，心不但得長期處於失調狀態，不適的症狀也會一直持續。

抑制偏頗的口腹之欲，不讓壞習慣加重心的負擔

6月的首要任務，是改掉一直以來的「偏食」壞習慣。這麼做可以減輕消化系統的負擔，幫助養分的吸收，避免身體發炎，使心神穩定。

「我哪有偏食，平常都吃得很均衡啊！」即使你這麼說，每個人其實多少還是有些特別偏好的飲食習慣，例如一天喝好幾杯咖啡，燉煮食物或做照燒醬時會多加點糖或味醂，讓味道濃一些，這些都是無意識養成的，不是嗎？

有些不良的飲食習慣，明知對身心無益，許多人還是會深陷其中，無法自拔。這是因為平日攝取的飲食，會促使大腦分泌「多巴胺」這種讓心感到滿足的荷爾蒙，這樣的飲食內容會讓人上癮，對其過度依賴。

暴飲暴食、喝酒、吃巧克力、吃拉麵、喝咖啡，這些飲食習慣之所以令人愛不釋手，全都是因為對多巴胺上了癮。繼續吃這些對身體有負面影響的食物，原本就虛弱的消化機能將更形惡化，心緒失調的症狀也會每況愈下。這種腸胃虛弱而導致身體發炎的狀態，在中醫裡稱為「脾胃濕熱」。

為了轉換情緒、紓解壓力，而過度依賴促進多巴胺分泌的食物，這樣的壞習慣很難快速戒除，心也會越來越不健康。長遠看來，真是百害無一利。

避免消化器官受損，可以幫助身體不易受到濕氣厚重的影響，自然也能消除多慮、自責的負面情緒。

因此，這個月最重要的並不是多吃什麼來調整心的步調，而是希望各位下定決心，戒除會成癮的負面飲食習慣，不再加重心的負擔。

◆ 多巴胺是什麼？

多巴胺是為了促使人們提起幹勁，採取行動而達成目標、感受快樂所分泌的必要荷爾蒙。它原本是一種鼓勵人們積極努力的獎賞，但如果仰賴吃東西來獲得多巴胺，那就失去意義了。「希望自己未來能夠成長進步！」如果你多少有這樣的企圖心，希望發揮專注力與創造力，那就趁著6月戒掉促進多巴胺分泌的食物吧！說不定會發現另一個新世界呢。

6月的緊急小幫手

避吃甜點和砂糖，不讓糖分引起發炎

6月最需注意的飲食行為就是「吃甜食」，要避免因攝取砂糖造成體內發炎。含糖食物若攝取過量，多餘的糖分會與體內的蛋白質結合，引起發炎，不但影響腦部，也會對神經細胞造成傷害（45頁）。

因此，這個月做菜時若要用到甜味，請選擇寡糖，也要避免食用含有砂糖（包括葡萄糖、果糖）的甜飲或甜食。蔬果汁和所謂的提神或能量飲料，其中也加了不少砂糖之類的甜味劑，原本是要攝取營養，結果卻吃下了過量的糖分。

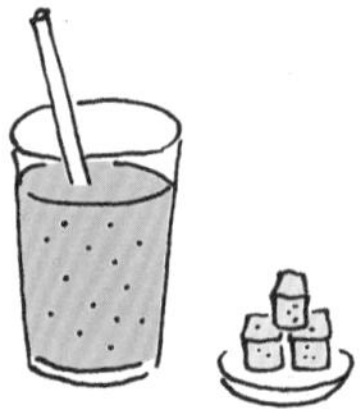

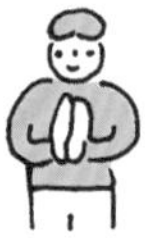

6月的護身小常識

以蓮蓬頭沖後頸30秒，藉此消除疲勞

洗澡時，可以先用蓮蓬頭以稍熱的水沖後頸部約30秒。後頸部有大動脈通過，溫熱動脈中的血液，可以促進血液循環，藉此消除疲勞，同時也能放鬆身體，改善肩頸痠痛的問題。

◆如何挑選寡糖？

說到寡糖，推薦大家可以使用「乳果糖」，它能增加腸道內好菌——比菲德氏菌的繁殖，消滅會產生有害物質氨的壞菌。

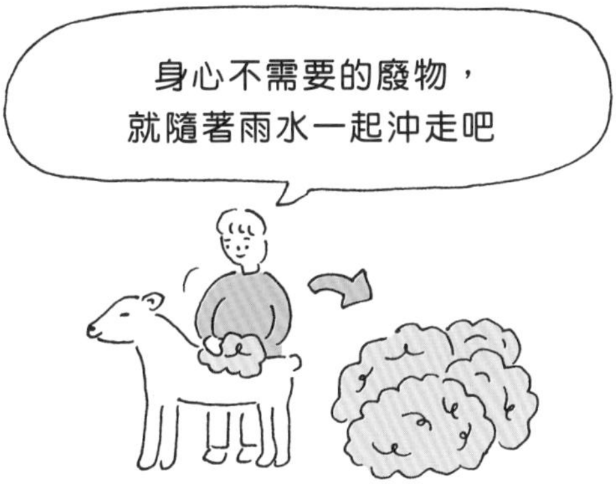

不吃不需要的食物，一週過去後，身心都會更加神清氣爽；相對地，過度依賴這些暫時性的歡樂，一週過去，身心則會越來越晦暗。

正當季節更迭的6月，也是能否替自己的未來下定決心的重要轉捩點。想擁有光明的前程，就請選擇正確的道路前進吧。趁此機會，好好面對停滯不前的工作、人際關係或各種煩惱，將它們逐一解決，使自己回復簡潔明快的最佳狀態。

◆想吃甜食時，可以試試棗類

「大棗」是中藥材的一種，含有豐富的礦物質及膳食纖維，乾燥的果乾則稱為「棗乾」，具有補血作用，可以讓情緒保持穩定。一般的果乾乍看似乎很健康，但其實多半加了不少砂糖；市售的棗乾則幾乎不加糖，是個值得的選擇。

就從最沉重的負擔開始，進行心的大掃除！

【小麥 vs. 米・豆渣】捨棄麩質，選擇低糖與高蛋白

6月的第1週正處於春天的尾聲，身心不適的症狀依舊，就這樣帶著焦躁的情緒，一步步邁入真正的高溫濕熱季節。

晾在屋外的衣服遲遲未乾，一整個禮拜幾乎都在下雨，不論在家裡還是公司，明顯的濕氣讓人渾身不對勁，內心也莫名冒出不安的感受。

根據中醫的觀點，進入潮濕的季節時，「脾」——也就是消化器官的負擔會加重，內心容易滋生煩惱，手腳也感覺沉重乏力。只要天氣一變糟，馬上就覺得頭痛、眩暈。這些令人不快的特徵，將會持續到9月。

因此，6月第1週的食療計畫，第一步就是「不」做哪些事，好讓脾受損的機會降到最低。首先就從最常見的小麥開始吧。比起這段期間需要攝取的食物，一開始就把不需要的食物剔除，身心即能常保舒暢，無精打采、頭腦昏沉的問題，也將慢慢消失。

「早起的鳥兒有蟲吃。」不妨試著比平常提早30分鐘起床，一早就有大把的時間可以自由運用，晚上也能早點就寢，不必趕在睡前做好明天的準備。此外，早起也會刺激交感神經，可以趁中午前更有效率地進行各種活動。

提早30分鐘起床，一天過得更有效率

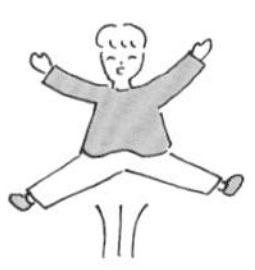

第1週 6/1→6/7

◆本週應避免的食材◆

小麥

日常生活中會引起發炎而使心緒失調的食材，最常見的就是含有小麥的製品。麵包、麵條、披薩、早餐穀片、穀粉類、烘焙點心、咖哩塊等都屬於這一類。

麵粉裡含有的麩質，會導致腸道黏膜發炎，讓人食欲大開而成癮。在攝取小麥的同時，血糖也會急劇上升，擾亂心的正常節奏。

◆建議替代的好食材◆

米・豆渣

平常以小麥為主食的人，不妨改以米為主食，從西式改為中式。習慣之後，還可以將白飯換成發酵糙米飯（215頁），對身體更有益。

以豆渣取代小麥，食療效果更好。與小麥一樣，豆渣也能用來製作麵包等烘焙食品，甚至做成日式煎餅。豆渣是低卡、低醣、高蛋白且富含膳食纖維的食材，既能滿足口腹之欲，也可以攝取足夠養分。

持之以恆的小技巧

「放棄小麥？這對愛吃麵包的我來說太殘酷了！」或許有人會這樣覺得，但麵包本來就不是東方人的主食啊。不妨先嘗試一個月看看，在6月改以飯糰取代麵包，你將會看見非常顯著的改變。養成習慣之後，下一週也請繼續施行。萬一「真的好想吃麵包」時，就趁著週末小小放縱一下，用豆渣粉自己動手做吧。

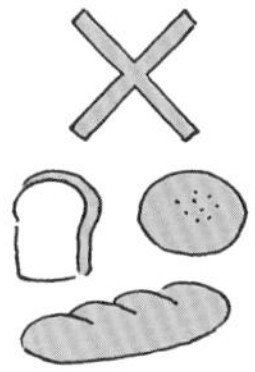

◆喜歡吃麵包的人要注意了！

看看市售麵包的成分，其中含有酥油、人造奶油、脂肪抹醬等反式脂肪，這些成分會堆積在腦部等人體內油脂較多的器官，引起發炎，對心也有不良影響。

心也該節食了，戒除那些引發焦躁的食物！

【高脂肪食物 vs. 小魚乾】避開會上癮的食物，改吃護心小零嘴

春天的氣息早已銷聲匿跡，受到梅雨鋒面的影響，悶熱加上黴菌造成的不適，實在令人無法忽視。這樣的梅雨季節會使脾負擔太重而變得虛弱，減損消化能力，導致心吸收不到足夠的蛋白質、維生素B群等養分，變得心煩意亂，容易鑽牛角尖。

心為了盡快補給能量，於是吃了高脂肪的食物，雖然取得能量，卻也很快就發散掉。這種飲食方式非常傷脾，除了腸胃受損，心也跟著遭殃。人的食欲是由大腦的下視丘控制，不斷攝取高脂肪食物，將使下視丘負荷過量、變得麻痺，又繼續吃得更多。像這樣縱情放任地飲食，會促進多巴胺分泌、製造滿足感，進而演變成過食症。

一日三餐如果都選擇會令人上癮、產生依賴性的食物，再怎麼努力攝取心所需要的養分，也是徒勞無功。因此，6月第2週的食療計畫，建議大家除了忌食小麥之外，也要盡量避開會成癮的高脂肪食物。

早上穿衣、化妝準備上班前，或是泡澡的時候，不妨隨意用鼻子哼哼歌曲，可促進多巴胺分泌，放鬆身心，也能使副交感神經更加活絡，調整自律神經。透過鼻子呼氣，也能提升免疫力。

用鼻子哼哼歌曲，促進多巴胺分泌

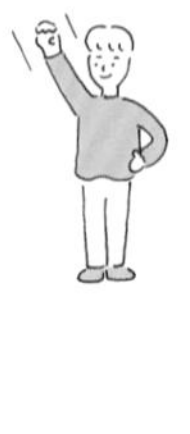

第2週

6/8 → 6/14

◆本週應避免的食材◆

高脂肪食物

披薩、巧克力、洋芋片、冰淇淋、炸雞、漢堡、炸薯條、玉米穀片等，都屬於高脂肪食物。

如果這些食物對身體有益也就罷了，但它們基本上都是高熱量、營養不均衡，也容易造成身體發炎。所以最好還是放棄吧。

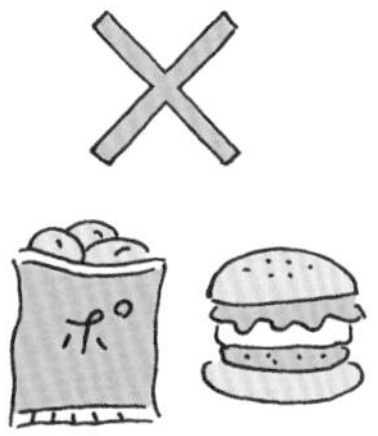

◆建議替代的好食材◆

小魚乾

相信不少人都是突然嘴饞很想吃高脂肪食物，或是出門在外時就順手把它們買回家吧？這種時候，不妨改買小魚乾。超商也能買到的柳葉魚、魩仔魚等小魚乾，都含有心所需要的營養素。

小魚乾含有大量的鈣、鎂、鐵、鋅等礦物質，維生素D、蛋白質的含量也很豐富，還有EPA、DHA、維生素D等抑制心發炎的脂肪酸。透過咀嚼，也能刺激飽食中樞。

持之以恆的小技巧

只要一開始吃，就要吃到滿足才肯停下來的就是高脂肪食物。萬一真的吃太多，內心產生罪惡感，為了避免造成壓力，不妨搭配吃一些可以幫助消化的食材吧（41頁）。以小魚乾取代，慢慢降低吃高脂肪食物的比例，心的負擔也會減輕許多。

◆吃小魚乾先去鹽

魩仔魚等小魚乾大多含有較高的鹽分，在家食用之前可以先過一下熱水，洗去鹽分再享用。與含鈣較多的蔬菜或海藻一起吃，也可避免攝取過多的鈉（鹽分）。將小魚乾、海藻加上豆芽菜，做成韓式麻油涼拌菜或醋漬物，價格實惠熱量低，既能解饞，吃再多也不必擔心。

與其喝酒忘憂，
不如去感受努力的喜悅！

【酒精飲料 vs. 檸檬氣泡水】
酒精飲料會加重心失調，擊退低潮的飲品才是王道

梅雨季的濕度很高，脾還是處於較虛弱的狀態。隨著夏至即將到來，太陽的位置也從春季進入了夏季。濕濕黏黏、既悶又熱的天氣令人鬱卒，要是碰上在此時舉辦的啤酒節，恐怕連沒有喝酒習慣的人，也想喝上幾杯吧。

本週是送春迎夏的交接時期，很容易因為肝虛弱而感到焦慮、沉不住氣，此時若借酒澆愁，反而對肝臟造成更大的負擔。**酒精會促使多巴胺迅速分泌，讓心產生滿足的錯覺，進而成癮，逐漸習慣喝酒解悶。**在正常情況下，多巴胺是努力達成目標後，使心獲得滿足感所分泌的荷爾蒙，不妨從這週開始，嘗試戒掉透過酒精獲取多巴胺的作法，改用自己的努力來獲取吧！

因此，6月第3週的食療計畫，希望大家少喝酒，以免讓身體更沉重又成癮，同時改善肝氣阻滯的狀況。用能夠減輕壓力的飲品代替酒精飲料，讓累積於身心的毒素盡早排出體外。

「三陰交」是脾經、腎經、肝經三個經絡的交會點，按壓這個穴位能同時刺激三個臟器，改善水腫、畏寒、荷爾蒙失調、血液循環不佳、消化不良等各種症狀。三陰交位於腳踝內側上方大約4指幅的位置，覺得疲勞、腳發冷時，可以試試按壓穴道周邊。

按壓「三陰交」穴，同時刺激三個臟器

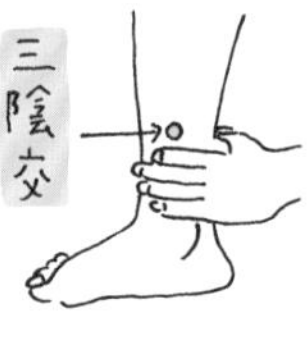

第3週
6/15 → 6/21

◆本週應避免的食材◆

酒精飲料

酒精在代謝過程中會產生有害物質乙醛，在正常情況下，身體會將其毒素中和並排除，但酒精量若太多而處理不及，就會對大腦造成影響，亦即所謂的酒醉。

除了大腦之外，酒精還會影響肝臟及腸道，引起發炎。不過要是突然戒酒，也有人會吃下過多甜食和穀粉類食物來促進多巴胺分泌，必須特別注意。

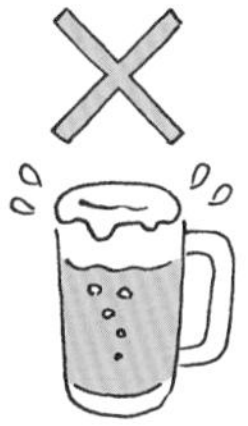

◆建議替代的好食材◆

檸檬氣泡水

柑橘類的香氣可以疏通肝氣、緩和壓力。其中以檸檬的維生素C含量最多，檸檬的維生素C和枸櫞酸，都有助於維護肝臟機能。

檸檬汁加上氣泡水的清爽口感，與啤酒或是以威士忌和蘇打水調製的highball調酒可說是不相上下。由於維生素C很容易遭到破壞，最好是要喝的時候才榨汁。

持之以恆的小技巧

如果是因為受邀而不得不喝酒時，一定要告訴自己最多只能喝1～2杯，同時還要喝2倍的水。雖然原則上只要喝與酒相同分量的水即可，但畢竟各種酒的酒精度數不一，多喝一點水還是比較妥當。

◆檸檬之外的柑橘類水果也推薦

萊姆、葡萄柚、橘子等水果具有疏通肝氣的效果，有助於解憂、消除壓力。此外，柑橘類能抑制血糖急劇上升，因此也很適合做為甜點。平常不妨在家中多準備一些柑橘類的水果。

努力把握小確幸，讓心更悠遊自在

【咖啡 VS. 南非國寶茶】當咖啡因的弊大於利，換上含有礦物質的飲料吧

夏天的氣息越來越濃厚了，隨著夏至（6月21日左右）到來，太陽升至一年中最高的位置，萬里無雲的晴空下，紫外線的威脅也不容忽視。氣溫一天比一天高，能在戶外悠閒野餐的日子早已遠去。怕熱的人對出門更是退避三舍，一曬到太陽就渾身不舒服，早上也懶洋洋地無法立刻起床。

由於目前的濕度還是很高，脾仍處於虛弱狀態，心在由春轉夏的過程中很容易受影響而弱不禁風。很多人也變得淺眠、睡眠品質不好，一早起不來，連帶影響上午的表現。

因此，6月第4週的食療計畫，建議大家控制咖啡因的攝取量，不要覺得渾身無力就一杯接著一杯，養成了依賴性，可以改喝富含礦物質的飲料。其實咖啡館裡有很多飲料都不含咖啡因，如果你沒那麼喜歡咖啡，只是大家都喝才跟著喝，就趁現在停掉這個習慣吧。

想要一夜好眠，穿上襪套再睡覺

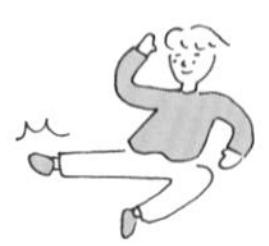

睡覺時讓踝關節保持溫暖，可以避免中途醒來。此外，因為腳尖緩緩釋放熱氣，深部體溫降低，也能睡個好覺。擁有良好的睡眠品質，便能讓安定心緒的神經傳導物質維持在平衡狀態。

第4週 6/22 → 6/28

◆本週應避免的食材◆

咖啡因

咖啡因也是有毒性的，焦躁、神經過敏、興奮、失眠、頭痛等，都是咖啡因中毒的常見症狀。

咖啡因固然有助於提升專注力、消除疲勞、緩解頭痛，但是有利也有弊，適合攝取的分量也因人而異。記得要掌握好自己可以耐受的咖啡因分量，避免過度攝取。

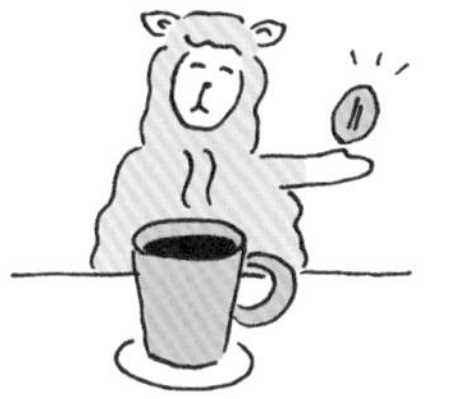

◆建議替代的好食材◆

南非國寶茶

南非國寶茶（Rooibos Tea）與紅茶相同，也是發酵茶的一種，但是其中不含咖啡因。

南非國寶茶含有抗氧化的多酚，以及豐富的鈣、鐵、鎂、硒等礦物質。此外，它還有特殊的Aspalathin類黃酮成分，可以阻止尿酸形成，避免痛風。

持之以恆的小技巧

想喝咖啡的時候，不妨試試南非國寶茶吧。如果真的很想喝咖啡，一定要先決定好當天的飲用分量，否則早上開會時、覺得有睡意時、午餐時刻等一不注意就多喝了幾杯，對身心會造成不小的負擔。

◆給出門在外總是喝咖啡的朋友們

這週試試花草茶吧！在咖啡館時，可以視當天的心情而定，從以下幾種茶來挑選：

・**玫瑰果茶**
味道微酸，富含維生素C，具有抗氧化功能。

・**洋甘菊茶**
帶有甜味，可以幫助消化、沉澱心情。

・**薄荷茶**
香氣清新，具有抗菌效果，能夠緩解焦慮或暈車引起的腸胃不適。

最後一週

6/29 → 6/30

6月的身心回顧

吃是為了衷心感到幸福，而非獲得短暫的歡愉

這是大好的機會，可以學習掌控讓自己無可自拔的事物。「我不再吃這個也無所謂了！」一旦成功戒除，未來就要繼續保持這個好習慣，就算無法持之以恆，至少了解到哪些是身心不需要的東西，也會安全一些。

下個月梅雨季就要結束，真正的夏天終於到了。即使如此，濕度還是很重，加上氣溫也高，躲在冷氣房裡身體又容易發寒，這段時期肉體仍要承受相當的壓力。

這個月雖然只介紹了該避免的食材，但還是要提醒大家，得好好攝取鐵質、蛋白質，為身心打好強健基礎。

6月的最後一週，要向大家介紹這些可以延續到下個月繼續攝取的好食材：

◆對此時偏弱的「肝、脾、心」有益：小魚乾、南非國寶茶、玫瑰果茶、洛神花茶、檸檬

◆對「腸道」有益：高麗菜、豆渣、海藻

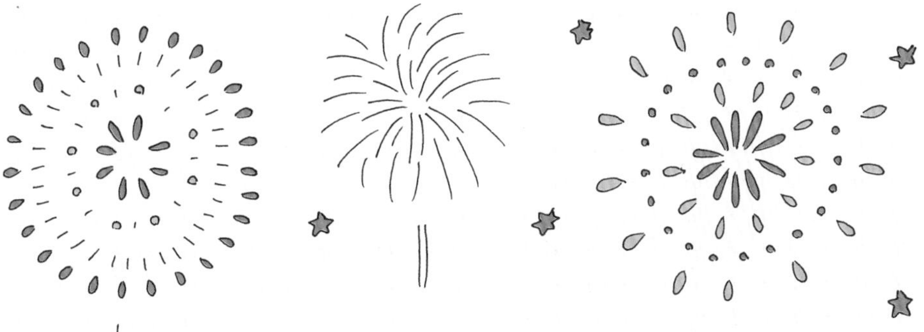

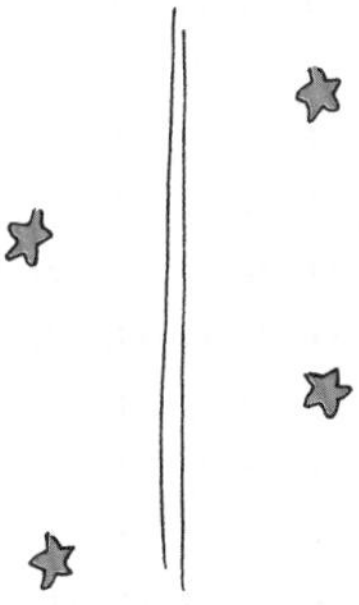

7月

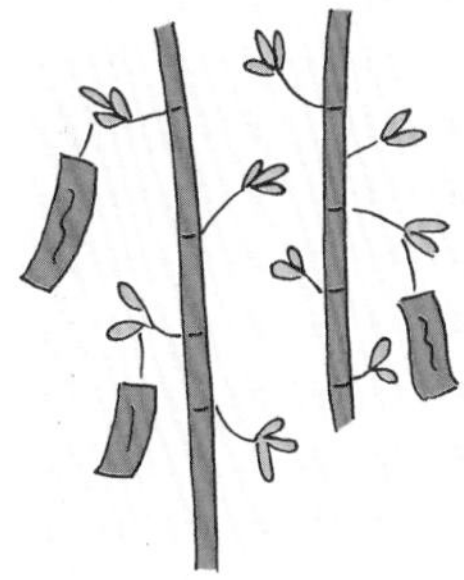

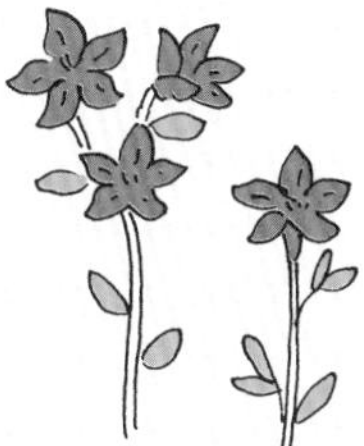

夏

（長夏）

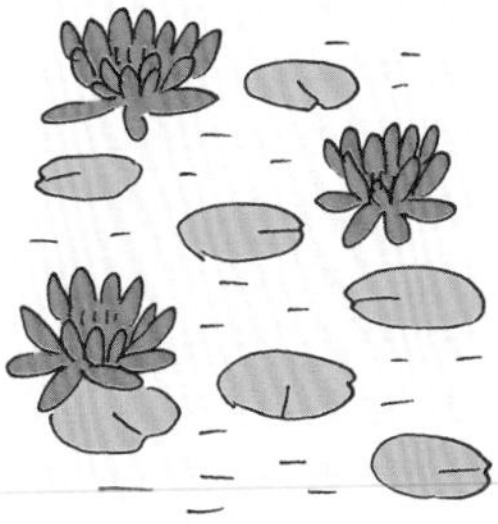

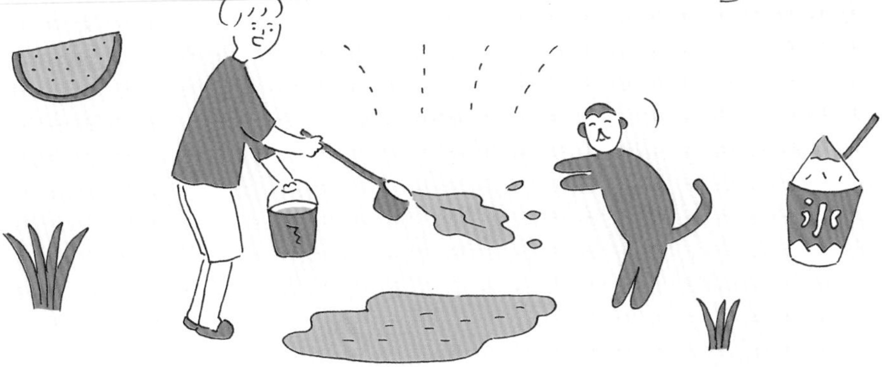

7月
散熱降溫，為心注入滿滿能量

暑熱又躁動的心，
就在這個月好好地鎮靜、安撫吧！

在濕度與氣溫的雙面夾攻下，暑氣很容易淤積在身體裡。
情緒變得不穩定，加上思慮過多，夜晚很容易失眠，
天氣實在太熱，只覺得渾身乏力，做什麼都提不起勁……
這時候最重要的是散熱，
以效果快速的油類補充能量，讓心運作順暢不失調。

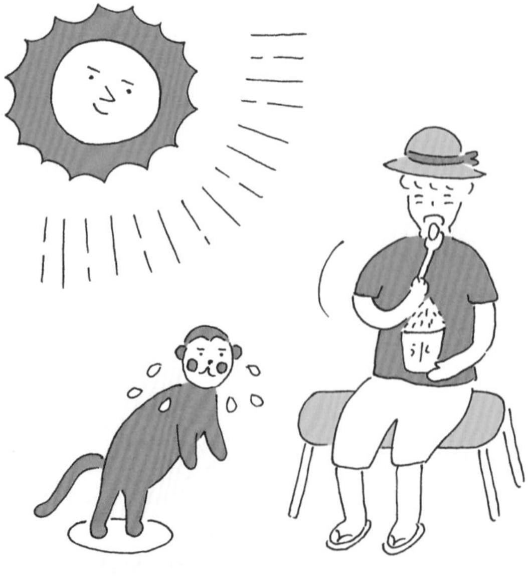

高溫多濕造成暑氣淤積於體內，是心失控發炎的原因

到了7月中下旬，季節也由陰雨綿綿的潮濕梅雨季漸漸轉換成更難熬的炙熱夏季。高濕加上高溫，悶熱的天氣令人直冒汗，汗水蒸發時的黏膩感實在難受。

當體溫無法順利調節，自律神經也跟著亂了腳步，腸胃無法發揮正常的功能，熱氣於是全聚集在身體裡了。這種狀況在中醫裡稱為「痰熱內擾」。

腸胃運作受到干擾，無法完整吸收養分；體內又堆積了毒素及熱氣，整個人浮躁不安，睡眠品質也大打折扣，心緒失調的各種症狀陸續浮上檯面。

此外，腸胃功能一旦低下，除了無法為心補充足夠的養分，供給身體活動所需的能量也不敷使用，人於是變得有氣無力，失去幹勁。

多吃當季蔬菜，幫助身體消暑降溫

自古每逢梅雨季節，都說要多吃當令食材，因此這個時候最適合吃的，就是夏天出產的食材了。

要清除積蓄在體內的熱氣，可以多攝取夏季的時令蔬菜。在此同時，也要少喝冷飲，避免對腸胃造成進一步的傷害。

一般提到消暑，大家率先想到的就是冰涼的食物。其實，冰涼的食物反而會使腸胃受寒，造成身體負擔。中醫則是利用食材的特性，以避免腸胃受寒的方式來驅散體內的熱氣。

應時當令的夏季蔬菜種類繁多，包括埃及國王菜、秋葵、苦瓜、芹菜、番茄、小黃瓜、茄子等，都是理想的選擇。接下來會告訴大家如何在每一週善用這些食材。

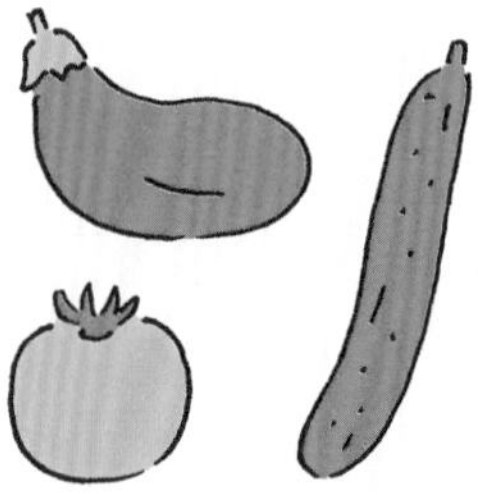

◆冷飲會拖累腸胃功能

內臟的溫度一般維持在37～38度是最理想的。當冷飲直接進入內臟，將使其功能低下，進而連累代謝力和免疫力。辦公室的冷氣會讓身體發冷，但有些人明明都已經在腿上蓋了毯子，卻還是繼續喝冷飲，你是否也會如此呢？請大家不妨自我檢視一下，平常都喝些什麼樣的飲料吧！

以中鏈脂肪酸迅速補充能量，讓腦與心正常運作

這段時間很容易食欲不振，所以務必要有效率地提供身體所需的能量。建議大家在這個月攝取中鏈脂肪酸（椰子油、MCT油等），這種脂肪酸很快就可以分解，在極短的時間內轉變成能量，供應身體所需。

痰熱內擾是因為體內蓄積熱氣，造成身體發炎，中鏈脂肪酸不但能迅速補充能量，還能預防細菌或病毒侵擾人體，有效抑制痰熱內擾的發生。換言之，中鏈脂肪酸可以幫助去除念珠菌、幽門螺旋桿菌等，預防身體不適進而引起發炎，讓心維持正常運作。

此外，中鏈脂肪酸在體內還可以轉換成一種稱為「酮體」的物質。除了葡萄糖之外，酮體是唯一可以供給大腦做為能量使用的物質，所以也是補充腦能量的超優質來源。

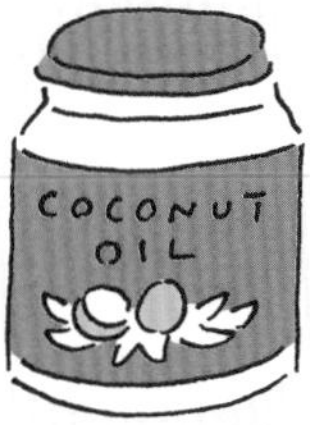

◆酮體也是大腦的能量來源

大腦的能量來源一共有兩種：醣類和酮體。就算沒有攝取醣類，酮體還是會保護腦部、供給其所需。當體內的醣類不足時，中性脂肪或中鏈脂肪酸就會製造酮體。

7月的緊急小幫手

吃醃漬泡菜幫身體降溫，同時補足蔬菜的攝取量

蔬菜在酷熱的季節裡容易腐敗，吃生菜的機會也大幅降低。為了避免蔬菜攝取量不足，不妨將吃剩的蔬菜加些醋，做成醃漬泡菜吧。放進薄荷、薑、茴香等任何喜歡的辛香料一起醃漬，還能幫助身體降溫。

7月的護身小常識

精油的怡人香氣，可以有效紓壓

五感之中，唯一能夠直通腦部的就是嗅覺。嗅覺會影響與情緒相關的大腦邊緣系統及自律神經，每當這個季節覺得消沉、沮喪時，記得善用精油，怡人的香氣可以有效紓解壓力。此外，選擇適合的精油還能預防家中孳生黴菌，甚至可以驅蟲。在便條紙或大約5公分長的紙條上滴幾滴喜歡的精油，以透明膠帶貼在冷氣的出風口或電風扇上。只要打開冷氣或電風扇，就能讓室內環境變得清新舒適。

◆一物多用的精油

在常見的精油中，薰衣草、薄荷、檸檬等都有放鬆、防霉、驅蟲的效果，真是一物多用。

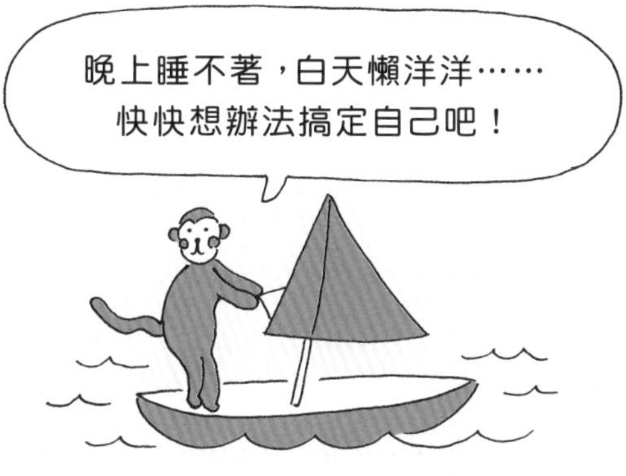
晚上睡不著，白天懶洋洋……
快快想辦法搞定自己吧！

晴空萬里，散發著令人期待的夏日渡假氣氛；熱情的陽光，讓人忍不住愛上了夏天。然而實際上，白天卻是渾身乏力、無精打采，到了晚上反而精神亢奮、睡不著覺……

這種時候，不妨利用夏季蔬菜為高漲的情緒降溫，攝取好油脂為乏力的身體注入滿滿能量，以聰明、有效率的方式來「搞定」自己吧。

吃好油重燃能量，告別懶散、找回幹勁！

【椰子油×薏仁茶】
迅速補充元氣，趕走懶散乏力

時序進入了7月，濕度還是跟6月一樣偏高，但由於雲量減少，可以明顯感受到陽光的熱力。下雨天依舊令人厭煩，但暑熱高溫的天氣也同樣讓身體吃不消啊。

高溫加上高濕，使得食物容易腐壞，因此料理三餐時也多半會選擇能盡快做好的菜色。根據中醫理論，在這段期間，濕度高有損「脾」氣，氣溫高容易傷「心」。上個月的脾原本就顯虛弱，加上腸胃長期受損，更容易倦怠疲累、注意力渙散，很難保持專注。

因此，7月第1週的食療計畫，建議大家善用能迅速補充能量的椰子油，打造戰勝天候的好體魄。此外，有時若覺得四肢沉重、有氣無力、全身浮腫，可以多攝取中醫所謂的有助「排水」的食材。

刺激小指上的穴道，放鬆效果非常好

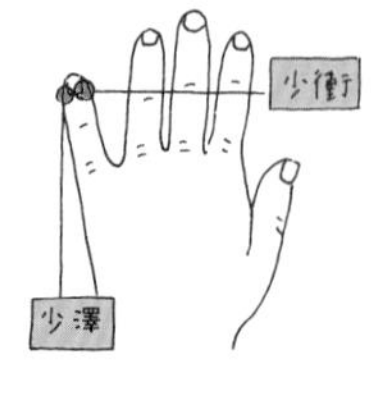

捏住小指的指甲根部，稍微揉捏增加刺激。刺激此處的「少衝」及「少澤」這兩個穴道，可以改善心悸、不安、緊張、肩頸僵硬等問題。尤其是少衝穴，這樣揉捏的放鬆效果非常好，能夠減輕焦躁、提升專注力。

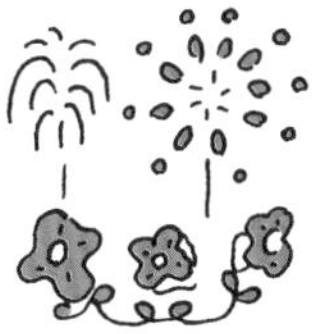

第1週
7/1 → 7/7

◆適合本週的好食材◆

椰子油

這週不妨在飲料中加一些屬於中鏈脂肪酸的椰子油吧。1大匙椰子油（MCT油亦可）的熱量大約是120卡。

中鏈脂肪酸的能量轉換效率極佳，早晨攝取後，整個上午都會神采奕奕。它還有強效的抗菌作用，當體內有念珠菌時，尤其適合攝取。

雖然椰子油帶有一點點氣味，但不論是中式或西式餐食，都可以添加。

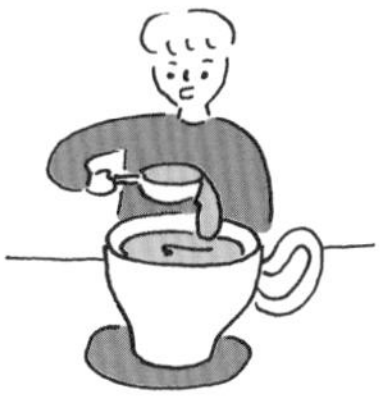

◆搭配使用的好食材◆

薏仁茶

薏仁有助於排除梅雨季節淤積在體內的水分，改善全身無力和水腫的問題。此外，它也有增強免疫力的功效，可以做為疣的治療藥物。

食用薏仁最便利的方式，就是喝薏仁茶。不過大家也可以花點心思變化，例如用豆漿來調製「椰子油薏仁拿鐵」。跟咖啡一樣，薏仁也很適合調製成各式各樣的飲品。

持之以恆的小技巧

由於椰子油是固態油，可以先將它融化再倒入製冰盒，凝固後放入冰箱冷藏，使用起來更方便。食用椰子油的習慣可以持續到下一週，甚至是整個7月，讓心一直保持在穩定狀態。

◆椰子油與MCT油

椰子油與MCT油都含有著名的中鏈脂肪酸，兩者相較之下，MCT油含有的中鏈脂肪酸較多，所以更不易凝固；椰子油的月桂酸成分則有強效抗菌作用。

讓浮躁不定的心，別再輕易為小事而動搖

【秋葵 × 納豆】夏天常見的黏呼呼蔬菜，從體內強化你的心

因為梅雨鋒面帶來的氣壓變化而深感不適的人，應該很期待梅雨季快結束吧？身心的「夏季失調」症狀出現，食欲不振、有氣無力，做什麼都提不起勁。工作效率不彰，成天不停抱怨，甚至開始討厭起自己了。

這段時期因為脾較虛弱，腸胃功能也隨之低下，再加上濕度高，汗水無法順利發散，熱積存在體內，調節體溫成了苦差事。既悶又熱的狀態，讓身體沉重無力不想動，情緒也浮躁了起來。

因此，7月第2週的食療計畫，建議大家要強化因高溫多濕而受損的腸胃黏膜，並且多吃能為心補給養分的食物。上週剛開始吃椰子油，這個好習慣可以延續到這一週，確保身體備足能量。補充有助消化的養分，則可以讓身體變得強悍，不易受到打擊。黏呼呼的食材可以保護腸胃黏膜，記得多攝取帶有黏液的夏季蔬菜，將滯留體內的熱氣向外發散，並且搭配能為心供給均衡營養的發酵食品。

一般所謂的「波比跳」（Burpee jump），是指在站立狀態下換成伏地挺身姿勢，然後再回復成站立姿勢，最後向上跳起。將這一連串動作重複做5次，若行有餘力，也可再增加次數。渾身乏力時，做波比跳可以加速心跳，藉由運動全身的肌肉刺激交感神經，提振精神。

渾身乏力時，
做個波比跳提神吧！

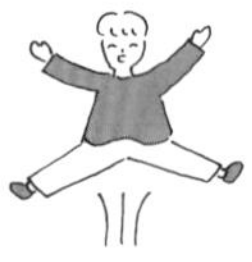

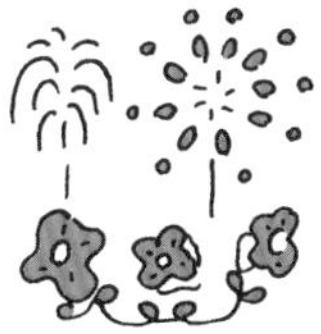

第2週
7/8 → 7/14

◆適合本週的好食材◆

秋葵

秋葵除了可以降溫，其中的果膠等製造黏液的成分也有整腸作用，能強化腸胃黏膜。此外，秋葵還含有維生素B群、維生素C、鈣、鐵、鉀、鎂等。

天氣炎熱時，新鮮蔬菜容易腐壞，有些人會因此少買一點，而秋葵可以冷凍保存，加點鹽稍微搓揉一下，就能放進冷凍庫，十分方便。

◆搭配使用的好食材◆

納豆

納豆含有蛋白質等多種營養素，而秋葵含有的黏液素能促進蛋白質的吸收，兩者搭配一起吃，可以完整吸收納豆中的所有養分。此外，納豆及秋葵含有的膳食纖維也具有整腸作用。「秋葵納豆」是一道做起來很簡單的菜色，推薦給大家。

威力強大的黏呼呼沙拉

材料（1人份）
- ◆秋葵：1支
- ◆納豆：1盒
- ◆薯蕷昆布：1把
- ◆山藥：2～3公分
- ◆醬油：少許

作法

將秋葵切成適合大小，山藥磨成泥，然後將所有黏呼呼的東西全都攪拌在一起，就大功告成了！

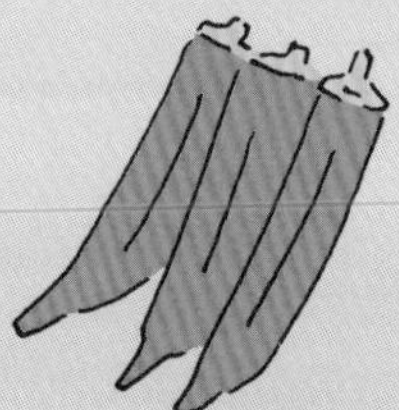

◆發酵食品聰明吃，讓整腸效能再升級！

將納豆搭配其他的發酵食品一起吃，可以提升整腸效果。建議大家不妨將米糠漬菜、韓式泡菜、野澤菜等切碎後，混著納豆一起吃。

冷卻上火的心，平息不安與失眠的煩亂

【番茄 × 魚貝類】以降溫的夏季食材，消散體內積聚的熱氣

擺脫陰濕的梅雨後，取而代之的是強烈的紫外線，容易讓人腦袋昏沈、心悸、頭痛、眼花、有眩暈感。在這個即將邁入典型夏季氣候的時期，身體容易積熱，一不小心就可能中暑了。

以中醫來看，當天氣逐漸變熱時，心容易虛弱，身體也會蓄積熱氣，情緒會因此浮躁不安，或是過度亢奮而難以入眠。此外，白天或睡覺時都待在冷氣房裡，使部分身體受寒，也可能擾亂自律神經，導致消化不良。

因此，7月第3週的食療計畫，建議大家多攝取有助於鎮定心緒、散發體內多餘熱氣的食物。尤其突然出現高溫而積聚了太多熱氣，於是無法入眠、心神不定時，更要試試以下的飲食建議。除了中暑之外，當體內蓄積熱氣時，一般人多半會躲在冷氣房裡消暑，這時候請記得吃溫熱的食物。

隨身帶著鏡子，偶爾看看自己的臉吧。尤其是心煩、焦慮或疲倦時，就拿出鏡子看一下自己。人們在照鏡子的時候，會下意識地擺出「好看」的表情，畢竟鮮少有人能一直看著自己擺臭臉。經常照鏡子，會漸漸變得心平氣和，情緒自然也會放鬆下來。

偶爾照照鏡子，
看見喜歡的自己

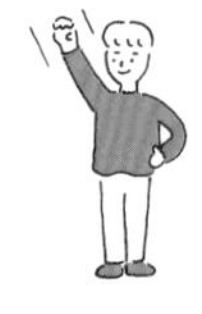

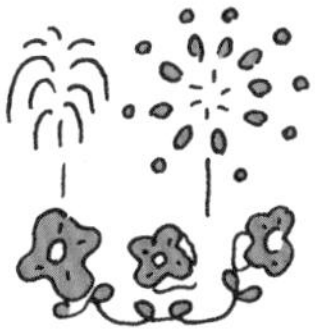

第3週
7/15 → 7/21

◆適合本週的好食材◆

番茄

番茄具有降溫散熱的效果，是夏天一定要吃的蔬菜，其中具有抗氧化功能的維生素A、維生素C、維生素E、枸櫞酸、蘋果酸等，都能抑制胃黏膜發炎。新鮮的番茄，也可以直接放進冷凍庫保存。

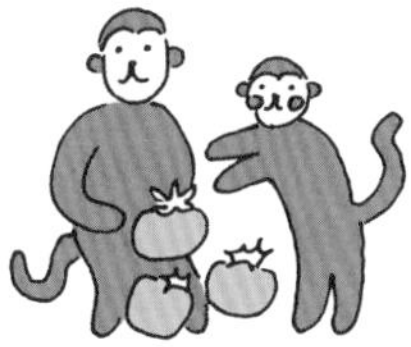

◆搭配使用的好食材◆

魚貝類

青背魚含有促進血液循環、修復神經細胞的油脂；貝類富含礦物質；章魚、花枝等則含有強健身心的牛磺酸。這些魚貝類都很適合在此時與夏季蔬菜搭配食用。

善用油漬沙丁魚、鯖魚、帆立貝、蛤蜊等食材的罐頭及冷凍食品，不但便於料理，也能增加食用的意願。

持之以恆的小技巧

「普羅旺斯燉菜」是一道以番茄為首、加入大量夏季蔬菜的料理，而且可以冷凍保存。這道菜熱熱地吃對腸胃比較好，但冷的吃起來也相當美味，要是食欲不振或者怕麻煩，這倒是一道非常適合的料理。

有時候也可以試著加入章魚、蝦、貝類，在冰箱裡準備一些冷凍綜合海鮮，要使用時就更方便了。在烹調的最後步驟淋上椰子油，可以為消沉的心點燃動力之火。

◆番茄可以冷凍保存

非常推薦大家先將番茄冷凍後再進行烹調，冷凍可以讓番茄釋出更多製造鮮美的成分——麩醯胺酸，嘗起來味道更好。此外，透過加熱的方式來烹調番茄，其中抗氧化成分番茄紅素的吸收率將可增加3倍。

擊退高溫悶熱，為暴走的心重新定向

【埃及國王菜 × 薑】強強聯手，抵禦空調寒氣、穩定焦躁情緒

7月最熱的時候就是這段期間了，高溫多濕已經讓心的步調失序，加上室內外溫差懸殊，自律神經也跟著亂了陣腳。身體越來越沉重，情緒卻越來越容易激動，以中醫的觀點來看，這段時期的脾會使人容易鬧彆扭，心則因為亢奮而顯得焦躁不安。

中醫將過度興奮、心浮氣躁、焦慮不安等狀態稱為「熱」，想要驅散這股熱，最好的方法就是吃夏季蔬菜。除了降溫散熱之外，還要多攝取有助於提升腸胃功能的食材。

因此，7月第4週的食療計畫，建議大家多吃能消散體內蓄積的熱氣、強化腸胃黏膜的夏季蔬菜。此外，因為待在冷氣房而失控的體溫調節能力，也需要仰賴適合的食材加以恢復，才能抑制發炎、穩定心緒。在調節自律神經的同時，也要為過熱的心降溫。

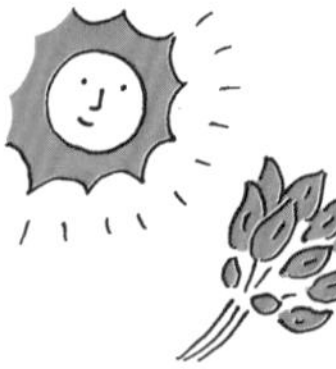

這一週，不妨積極地清掃環境，把身邊的細小髒污都清理掉吧。生活環境變得乾淨，感受也會更加清爽。到處擦一擦、掃一掃，不但能順便做點簡單的運動，也能轉換心情。

把身邊的生活環境，好好打掃乾淨

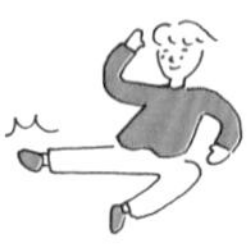

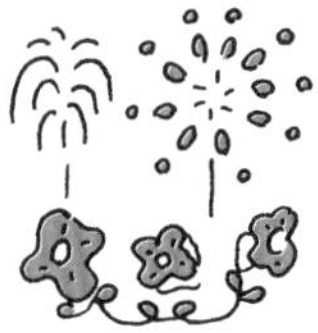

第4週 7/22 → 7/28

◆適合本週的好食材◆

埃及國王菜

埃及國王菜含有黏液成分與葡甘露聚醣，可以強化腸胃黏膜、促進消化，就中醫而言則有「清熱滋陰」的功效，能夠散熱、滋潤身體。埃及國王菜含有維生素B群、維生素C、維生素E、鈣、鐵，營養均衡，能有效緩解夏季失調、壓力過大的問題，同時消除疲勞、幫助整腸。它也含有豐富的β-胡蘿蔔素，與橄欖油或亞麻仁油搭配食用，吸收率更好。

◆搭配使用的好食材◆

薑

薑可以幫助被冷氣擾亂的體溫恢復正常，調整失序的自律神經。

生薑的薑辣素具有解熱和超強的殺菌作用，能夠擴張末梢血管，驅散淤滯在體內的熱氣，有效調節體溫。大熱天待在冷氣房裡而導致手腳冰冷時，可以利用生薑來驅寒。

汆燙埃及國王菜時，不妨利用薑與醬油來調味。

持之以恆的小技巧

埃及國王菜是夏季蔬菜的一種，營養價值極高，卻很容易腐壞，若以冷凍方式保存，使用起來就方便多了。可以用熱水汆燙30秒左右，瀝乾水分後切成一口大小，再裝入密封袋內冷凍保存。

汆燙後的埃及國王菜可直接搭配豆腐，或做成醃漬菜、加入味噌湯，拌入秋葵做成口感黏稠的沙拉等，平時不妨多買一點，放在冰箱裡冷凍備用。

◆加熱過的薑，可以改善畏寒症狀

薑加熱之後會產生薑烯酚，可改善血液循環，從體內溫暖全身。冬天時，不妨把薑加熱過後再吃吧。

最後一週

7/29 → 7/31

7月的身心回顧

根據腸胃狀況安排飲食，消除體內多餘的熱氣

上山下海任遨遊的7月，山間或海邊都洋溢著夏天的氣息。不過，此時的夏季依然帶有濕氣，偶爾還是會覺得無精打采、體力不濟，或是出現焦慮、失眠等不適症狀。

為了防止腸胃功能低下或食欲不振，請斟酌自己的身體狀況來調整飲食。

例如平常老是喝冷飲的人，請改喝熱茶，魚腥草茶、茉莉花茶、南非國寶茶等都有排毒、解壓、消除疲勞的功效。冷飲則會讓消化機能變得遲緩，能不喝就盡量避免。

◆對此時偏弱的「心、脾」有益：番茄、薑、魚貝類、椰子油、薏仁

◆對「腸道」有益：埃及國王菜、秋葵、山藥、納豆、昆布

◆對「心」有害：冰淇淋、刨冰、涼麵、果凍、所有冷飲

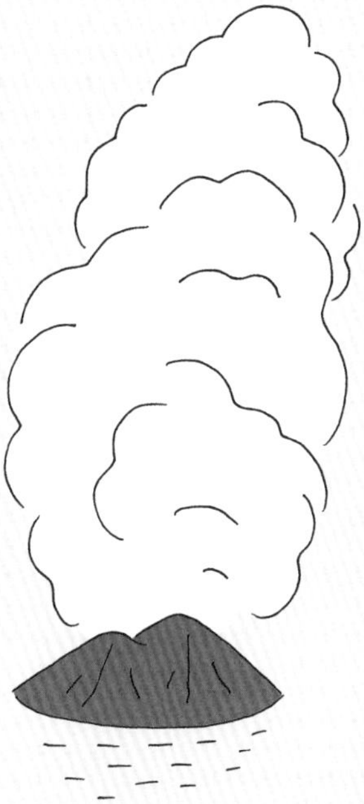

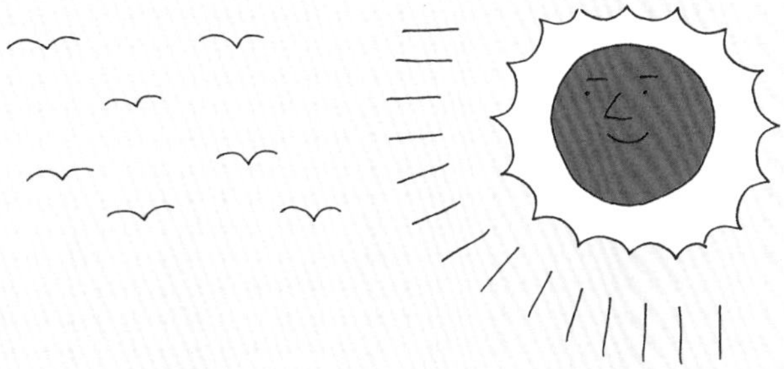

8月

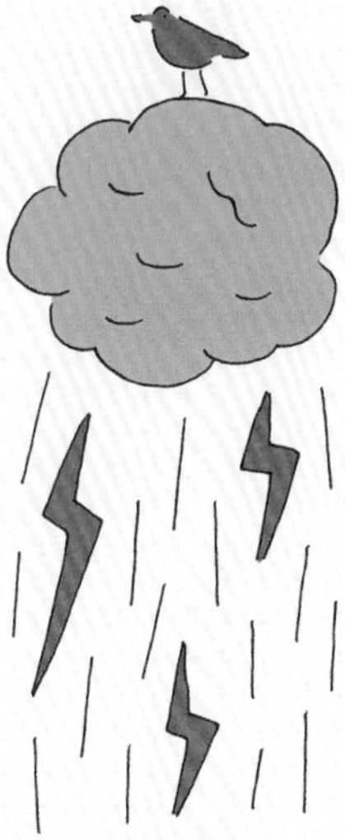

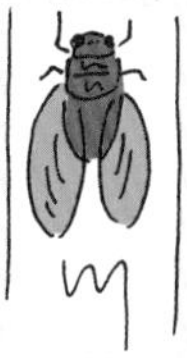

夏

（長夏）

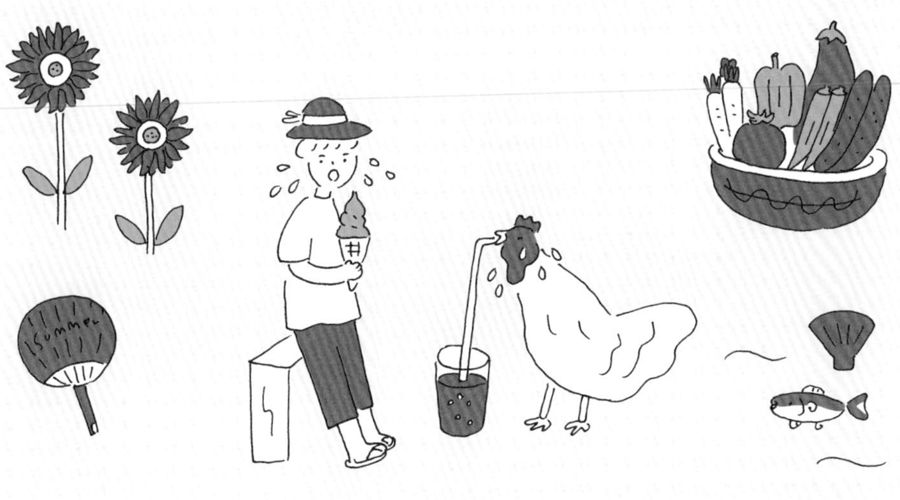

8月 善用油脂，抵抗紫外線的破壞力

在心思敏感多慮、容易淺眠的這個月，
請善用好的油脂，
滋潤被強烈紫外線曬傷的心。

紫外線、汗水、氣溫與氣壓的變化、冷氣房等，
都會對身心造成傷害，使得夏季的失調症狀雪上加霜。
不妨以身體必需的Omega 3脂肪酸，
替代平常使用的油脂，以魚肉取代紅肉，
讓心變得更健壯，百毒不侵。

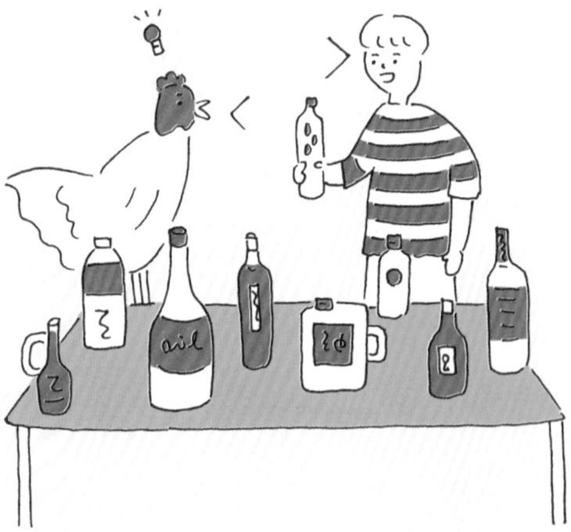

日曬、冷氣房、豪雨、颱風造成的「活性氧」，讓內臟承受巨大壓力

在這段時期，戶外的紫外線非常強烈，依舊是高溫悶熱的典型夏季氣候，許多人也會趁此時回老家探親，或是上山下海休閒玩樂。

近年來，8月往往異常酷熱，預防中暑成了最重要的課題，不少人因而選擇躲在冷氣房裡。然而，長時間待在冰涼的冷氣房，身體的畏寒症狀會隨之加重；睡覺時沒把空調溫度調整好，也無法進入深度睡眠。中元節之後，豪雨及颱風報到的機率大增，氣壓也是說變就變。身體因流汗而有點脫水，礦物質流失，抗壓性似乎也差了許多。此外，由於自律神經紊亂、腸胃功能虛弱，因紫外線大量產生的活性氧又使得細胞受損，身心的疲憊都到達了臨界點。

接續高溫多濕的7月，此時也是心和脾最虛弱的時期。容易多慮的脾，加上不安導致失眠的心，就成了中醫所謂的「心脾兩虛」，亦即身心都處於營養不良而無法順利運作的狀態。

◆什麼是「活性氧」？

活性氧的產生，原本是要保護身體免受外敵侵害，而最具代表性的外敵就是紫外線。夏天的紫外線非常強，因此也特別容易生成活性氧。活性氧過剩時，甚至會回過頭來傷害正常的細胞。除了紫外線導致的這種外因性活性氧，這個時期的氣溫、氣壓、濕度變化也會造成壓力，擾亂自律神經，因而生成內因性的活性氧。

在夏季，身體為了對抗自體產生的這些壓力或發炎症狀，必須分泌更多的皮質醇（35頁），結果心理上的抗壓性也跟著降低，環境只要稍有變化，或是發生了一點小事，就會胡思亂想，淺眠而難以入睡。

活性氧的狙擊目標——細胞膜，要靠Omega 3脂肪酸來強化

天氣熱的時候，大家都會注意水分或礦物質是否攝取不足，卻經常忽略了「油脂」的攝取。或許大家都抱持著油脂對身體不太好的既定印象，但油脂其實也有不同種類。其中人體無法自行合成、必須從飲食中獲得的油脂，稱為必需脂肪酸，Omega 3脂肪酸和Omega 6脂肪酸都是這一類。

亞麻仁油、紫蘇油屬於Omega 3脂肪酸，能夠預防身體發炎；Omega 6脂肪酸則會促使炎症發生。若沒有特別留意飲食，幾乎大部分的人都會攝取過量的Omega 6脂肪酸。沙拉油、紅花油、玉米油等生活中常用且價格實惠的油脂，其實都屬於Omega 6脂肪酸。

Omega 3脂肪酸與Omega 6脂肪酸的理想攝取比例是1：2～4，但大部分人的攝取比例則為1：10～40，Omega 6脂肪酸明顯攝取過量。除了Omega 6脂肪酸，吃下太多的反式脂肪（人造奶油、酥油、油炸物等），也是許多現代人都屬於容易發炎或過敏體質的原因之一。

因此，在這個容易產生大量活性氧的季節，尤其是8月，一定要少吃含有Omega 6脂肪酸的食材，避免引發新的炎症；含有可抑制發炎的Omega 3脂肪酸的食材則要多吃，讓自己擺脫容易發炎的體質。活性氧的狙擊目標——細胞膜，就是以Omega 3脂肪酸製造而成。具體來說，Omega 3脂肪酸是製造神經傳導物質、紅血球、血管內皮細胞等細胞膜的原料，也能改善血液循環。

除此之外，Omega 3脂肪酸對於記憶力及頭腦的敏捷度也有影響。除了要避免身體因壓力而生成活性氧，自覺創造力或企劃能力有點衰退時，也可以多攝取Omega 3脂肪酸。

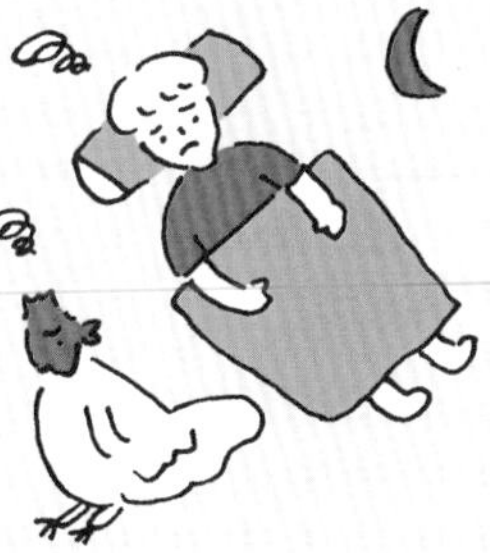

8月的緊急小幫手

這個月就吃魚吧！多補充 Omega 3 脂肪酸

青背魚含有豐富的Omega 3脂肪酸，紅肉則有較多的Omega 6脂肪酸。這個月當你不知道該吃魚還是吃肉時，選擇魚就對了。

8月的護身小常識

空間時轉轉腳踝，為雙腳驅冷或散熱

你有過這樣的經驗嗎：天氣很熱，腳卻是冷冰冰的？身體的熱氣是透過血液輸送到全身，血液循環不夠好時，距離心臟最遠、又受到重力影響的腳部，就容易變得冰冰冷冷。不過，也有人是睡覺時腳底會發熱。睡眠中，人體的深部體溫為了降溫，會以擴張末梢血管的方式，將熱氣從手腳釋出。當腳部的血液運行不良時，熱氣淤積不出，腳就會覺得熱。尤其在暑氣逼人的夏夜，有不少人都會因為腳部實在太熱，無法好好睡覺。

因此在這段期間，可以不時轉動一下腳踝，讓平日發冷的腳變得溫暖，或是避免半夜有熱氣淤塞在腳部。每當覺得雙腳發冷、浮腫，或是有空檔時，就轉一轉藏在桌底下的腳踝吧。

◆ 腳為什麼會發熱？

腳會發熱的原因，除了血液循環不良，也有可能是缺乏維生素B群或自律神經失調。因此平常就要注意飲食，維持規律的作息，有空的時候就轉轉腳踝吧。

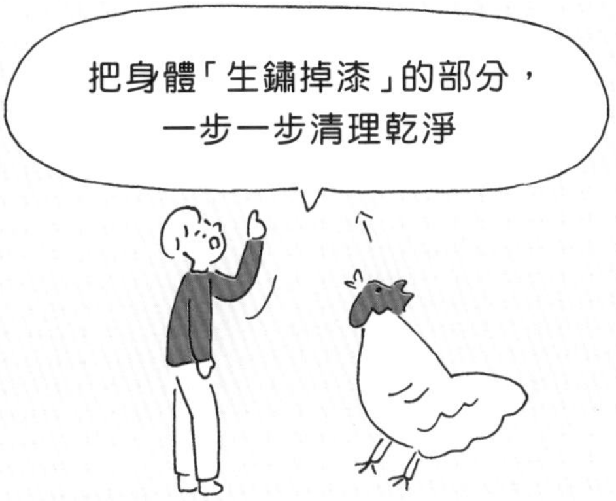

由於氣候的操弄，以致產生大量的活性氧，使身體承受了沈重壓力。處於這樣的時期，我們更應該提升自己的生活品質。

在這個月裡，對任何事都是意興闌珊，情緒要保持穩定也不容易，但若是一味想著「好懶，提不起勁」而什麼都不做，以後一定會更懊惱。

至於身心已經受到的損傷，就利用平日的飲食，一步一步慢慢修復吧。

學習寬宏大量，不必為細節斤斤計較

【青背魚×咖哩粉】讓身心游刃有餘，補給流失的氣力

這段期間不但天氣悶熱，體力也逐漸下降，長時間暴露在強烈的紫外線底下，體內的活性氧絕對會迅速增加。那如果待在室內呢？家裡、辦公室、百貨公司、餐飲店等幾乎都開著超強的冷氣，夏天要是絕大部分時間都待在這麼冷的地方，室內外溫差如此劇烈，對身體來說無疑是場惡夢。睡覺時開冷氣也很傷腦筋，開太強覺得好冷，不夠強又會熱，總之就是很難入睡。這些情況，其實都非常消耗「體力」。

根據中醫觀點，夏及長夏這兩個時節最常見的共通特徵是：心容易燥熱，脾則會引發多慮、為小事糾結、睡不好等問題。

因此，8月第1週的食療計畫，建議大家除了補充因暑熱而消耗的氣力，也要吃青背魚來修補受損的細胞、避免發炎。此外，還要利用辛香料來緩解待在冷氣房引起的畏寒，改善因壓力導致的氣滯問題。

刷牙時，不妨同時也踩踩高爾夫球。腳底分布著全身的穴道（反射區），刺激這些穴道可以保養身體，改善血液循環及手腳冰冷的困擾。

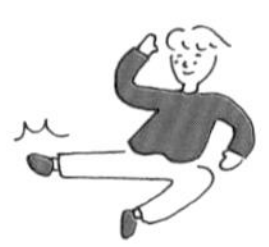

以腳底踩踏高爾夫球，刺激全身穴道

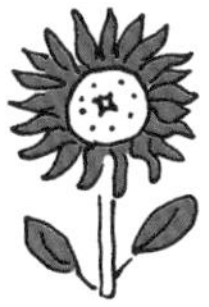

第1週
8/1 → 8/7

◆適合本週的好食材◆

青背魚

青背魚有助於修復全身的細胞膜，降低發炎反應，而且有鯖魚、竹莢魚、沙丁魚等多種選擇。這些魚富含Omega 3脂肪酸（EPA、DHA）及維生素D等脂溶性營養素，可以強化記憶力與思考能力。

青背魚是動物性食材，因此也富含維生素B群、蛋白質和鐵，都是心必需的養分。

紅肉基本上都含有Omega 6脂肪酸，因此天氣炎熱時，吃魚肉的好處遠勝於吃紅肉。

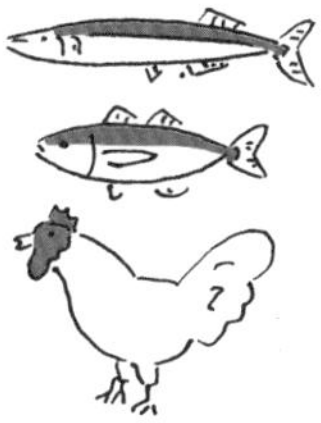

◆搭配使用的好食材◆

咖哩粉

咖哩粉中含有薑黃、孜然、肉荳蔻、茴香、番紅花、小荳蔻、辣椒粉、紅辣椒、胡椒、薑、芫荽、肉桂、多香果等，其中至少有5種辛香料都能抗發炎、抗菌、抗氧化，也有很多是常見的中藥材。

尤其是丁香、芫荽、薑黃、肉桂等，都屬於可溫暖身體、緩解壓力的辛香料，大多數的咖哩粉都含有這幾種成分。

持之以恆的小技巧

隨手可得的市售鯖魚罐頭推出了各式各樣的口味，光是挑選口味也是一大樂趣呢，這一週請多嘗試各種鯖魚罐頭。此外，不妨利用咖哩粉、鯖魚罐頭、番茄、味噌製作咖哩塊，做出美味的咖哩料理吧。

◆捨棄咖哩塊，改用咖哩粉

說到咖哩，大部分人都會選擇方便的咖哩塊。但是市售咖哩塊含有不少脂肪，不如改用咖哩粉，對健康更有益。

在盛夏的氣候與溫度變化中，讓生鏽的心回復原狀

【亞麻仁油・紫蘇油×魚卵】讓隱隱刺痛的神經，好好穩定下來

即便過了立秋，依然是暑氣未消；即便高溫持續，大家還是會趁著暑假或中元節回老家探親、出外旅遊，暫時跳脫一成不變的日常生活。

氣候形成了強烈紫外線，出遠門使生活環境發生變化，這些外來壓力都會使神經變得緊張，因此增加的活性氧，也可能傷害神經細胞。壓力大時會導致肝火旺盛，情緒容易焦躁。107頁曾提過，肝對於活性氧的抵抗力很低，當肝已經積熱過多，心又因為夏季的不安感與緊張感而變得虛弱，體內的倦怠、積熱狀況也就更加嚴重。

因此，8月第2週的食療計畫，重點在於好好修復由於各種因素而發炎、積熱且神經過敏的心。這段期間最適合攝取的食材，就是能幫助大腦沉著冷靜的油脂，以及抗氧化功能絕佳，且富含維生素B群、有益造血及製造神經傳導物質的魚卵。

睡前或起床時，不妨學學貓兒伸伸懶腰。這個動作可以讓肩關節到腰部都獲得充分伸展。雙手撐住地面，背部像貓一樣伸展開來，做的時候要一邊緩緩吐氣。伸展身體不但有助於氣氣循環全身，放鬆肩胛骨也有緩解肩頸痠痛的效用。

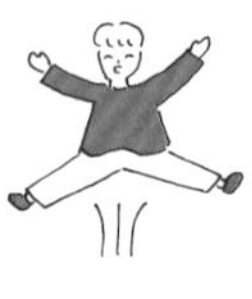

學貓兒伸懶腰，讓氧氣循環全身

第2週
8/8 → 8/14

◆適合本週的好食材◆

亞麻仁油・紫蘇油

要保護腦細胞，避免受到活性氧的傷害，可以多攝取富含Omega 3脂肪酸的油脂，而最具代表性的就是這兩種油。

亞麻仁油和紫蘇油加熱後容易氧化，最好是直接淋在料理上，或是當成沾醬使用。

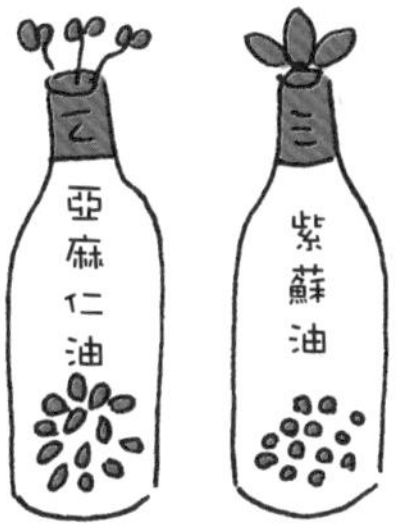

◆搭配使用的好食材◆

魚卵
（鱈魚子、鮭魚卵、筋子、鯡魚卵）

魚卵含有豐富的維生素E，可去除活性氧，蛋白質、維生素B群、維生素A、維生素D、鋅等含量也很高。

鱈魚子尤其含有豐富的菸鹼酸，這是安定心神不可或缺的成分。用亞麻仁油或紫蘇油搭配魚卵，可以變化出「蒟蒻絲鱈魚子沙拉」、「金平風味[1]的山藥或蓮藕拌炒鱈魚子」，或是以胡蘿蔔加鱈魚子拌成的「法式胡蘿蔔沙拉」等菜色。

註1：金平為日式小菜的一種做法，把根莖類蔬菜切絲後以醬油、味醂、糖調味炒熟。

持之以恆的小技巧

若嫌調製醬汁太麻煩或難度太高，只要用鹽加上亞麻仁油，或者以鹽加上檸檬汁、亞麻仁油，就能輕鬆調出美味的醬汁。

◆充滿夏季風情的食物還是少吃為妙

涼麵、冷麵、刨冰……卻是夏天常吃的食物，幾乎都含有大量醣類和糖分，而且都是冷食，很容易使內臟變冷。要是身體狀況不錯，偶爾吃吃還可以，但最好少吃為妙。至於腸胃功能原本就不太好的人，還是遠離這些冰冷的食物吧。要記得，飲食內容與身體狀況可是休戚與共。

調節時冷時熱的腸胃，克服無精打采的倦怠感

【核桃 × 大蒜】擊退無力感、整腸助消化，精氣神絕對UP UP

暑熱的感覺似乎有點和緩了，中元節過後，生活又恢復常態。在連日的高溫多濕氣候中，偶爾也會感受到颱風帶來的氣壓變化。

這段期間要特別注意的是，吃太多冰冷食物、或是長時間待在冷氣房而使身體發冷，所造成的消化不良。肚子時冷時熱，毒素很容易堆積於體內，引起發炎，身體也難以吸收到所需的養分，中醫將這種狀況稱為「脾虛」。

照理說，8月是屬於「陽」的時期，活動量大、情緒也偏外向，但受到濕氣影響，脾虛弱導致腸胃消化功能不佳，常會提不起勁、倦怠低迷。即便早已規劃好放假的時候要做這做那，身體卻是有氣無力，一整天幾乎都在睡覺，懶洋洋又無精打采，白白浪費了大好時光。

因此，8月第3週的食療計畫，建議大家多攝取富含Omega 3脂肪酸的堅果，緩解長夏氣候對身體造成的壓力，同時補充抗氧化、整腸健胃的食材。

每天可以試著吹2次氣球，一方面鍛鍊腹式呼吸法，運動嘴巴周圍的肌肉時，還可以促進唾液分泌。當人體承受壓力，唾液分泌減少，常會形成口臭、牙周病、蛀牙、消化不良等問題。

吹吹氣球，促進唾液分泌

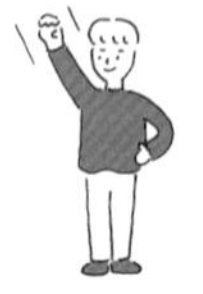

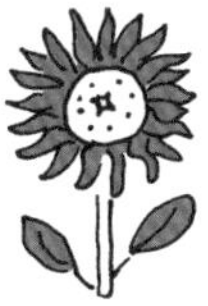

第3週 8/15 → 8/21

◆適合本週的好食材◆

核桃

想吃零食的時候，選核桃就對了！它可以抑制發炎症狀，鞏固心的安定。

在堅果類當中，Omega 3脂肪酸含量最多的就是核桃，抗氧化功能也是數一數二。1把核桃所含有的多酚，比1杯紅酒還高。

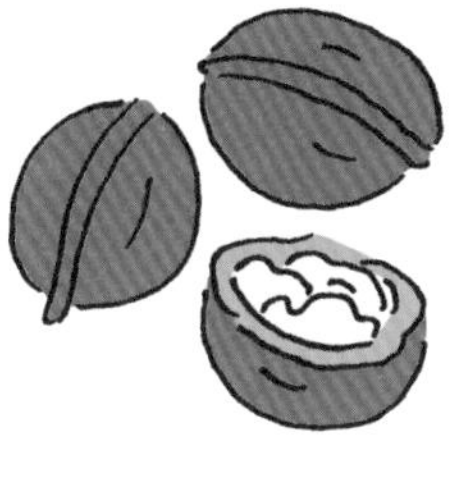

◆搭配使用的好食材◆

大蒜

大蒜的特徵就是含有胡蘿蔔素，有助於修護腸胃黏膜，消滅活性氧。

大蒜外皮的養分比內部更高，最好連皮一起吃。此外，大蒜含有的維生素A屬於脂溶性維生素，和油一起炒，可以提高吸收率。

將核桃切碎後拌入大蒜，就能輕輕鬆鬆做出「金平大蒜」這道菜色了。

持之以恆的小技巧

現在的便利超商都有販售核桃，走進店裡，除了買零食或飲料，不妨也順手帶走一包核桃吧。養成習慣之後，隨時吃核桃就不再是難事了。

◆對抗失智症，核桃也很有效！

吃核桃可以改善因為年紀漸長而出現的失智症狀或行動障礙，建議每天可以吃7～9個。

◆加熱也無妨的Omega 3脂肪酸

印加果中富含的印加果油也屬於Omega 3脂肪酸，由於這種油脂同時含有大量維生素E，加熱後不易氧化，也可以加熱調理。

氣血循環通暢，還我愉快好心情

【奇亞籽 × 酪梨】補元氣、抗氧化、促血循，心也舒暢爽快

颱風及豪雨發生的頻率越來越高，氣壓的變化也明顯影響了身體狀況。天氣太熱睡不好，冷氣或冷食造成的腸胃不適，以及氣壓變化引發的頭痛、焦躁，特別容易在這段期間出現。

尤其是容易水腫、腸胃或耳鼻喉部位原本就特別虛弱的人，由於血液循環及水分代謝能力不佳，對氣壓變化造成的影響更是敏感。

因此，8月第4週的食療計畫，重點在於改善血液循環，減少發炎機率。趁著氣壓即將劇烈變化的時刻來臨之前，多攝取適合的食材，有效調整腸胃功能，緩解夏季超強紫外線所引發的氧化壓力。

◆ 適合本週的好食材 ◆

奇亞籽

奇亞籽富含Omega 3脂肪酸，能降低發炎反應。它的必需胺基酸、膳食纖維、

◆ 搭配使用的好食材 ◆

酪梨

酪梨的抗氧化力極佳，還能促進血液循環。1顆酪梨的膳食纖維大概等於1條

動動肩胛骨，促進血液循環

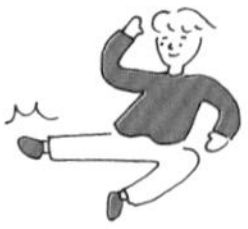

經常駝背的人，肩胛骨四周容易變得僵硬，導致血液循環不良，呼吸變得淺薄。嚴重時甚至可能出現身體沉重無力、提不起勁等症狀，因此平時就要經常動動肩胛骨。

握住毛巾兩端，將雙手往上舉高伸直。接著再彎曲手肘往兩側伸展，感覺肩胛骨朝著兩肘的方向徹底伸展開來。

第4週
8/22 → 8/28

維生素B群、鐵等礦物質含量也很豐富，營養價值相當高。10克的奇亞籽就含有2克Omega 3脂肪酸，輕輕鬆鬆就能達到一般建議的每日攝取量（1~2克）。

奇亞籽的外型類似芝麻，可直接灑在沙拉上，或加水泡開當成飲料或甜點。

奇亞籽也許不是平時會積極採買的食材，但請記得，Omega 3脂肪酸一定要透過攝取才能獲得。1包奇亞籽的分量就很多了，可以分裝之後保存，使用方式和芝麻一樣，十分方便。

牛蒡，算是相當豐富，搭配味噌、納豆等發酵食品一起吃，有助於整腸健胃。

不過，酪梨的熱量也很高，每天最多吃1個就夠了。推薦大家可以試試「味噌漬酪梨」、「酪梨沙拉佐奇亞籽味噌醬」這幾道菜色。

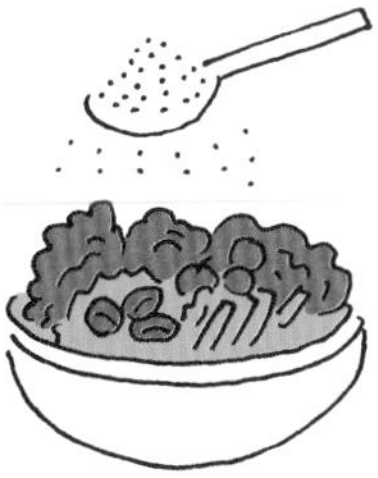

味噌漬酪梨

材料

- ◆ 酪梨：1個
- ◆ 味噌：2~3大匙
- ◆ 酒、味醂：少許

作法

1. 將酪梨切片。
2. 將切片酪梨塗上味噌，放入冰箱冷藏1小時或隔夜即可。要是不喜歡味噌過鹹的味道，可以稍微加點酒或味醂稀釋。

這道料理可以撒上奇亞籽，或是拌入蔬菜做成沙拉，鋪在飯上，加入熱水煮成味噌湯等，變化出各式各樣的菜色。

◆ 酪梨有滿滿的營養

每100克的酪梨含有多達18.7克的脂肪，但其中有80%為不飽和脂肪酸，尤其是Omega 9脂肪酸、脂溶性維生素E和胡蘿蔔素含量非常高，能促進血液循環，維護細胞膜的健康。此外，酪梨亦含有豐富的維生素C、鉀、鋅、鐵等礦物質。

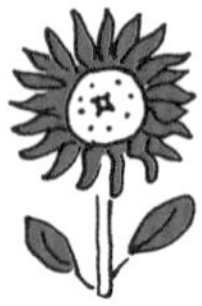

最後一週

8/29 → 8/31

8月的身心回顧

適當攝取Omega 3脂肪酸，讓心與腦變得更靈光

青背魚、核桃等食材含有Omega 3脂肪酸，其中的EPA、DHA能補充體力，減輕身心因夏季高溫受到的傷害，一直以來都是活化腦部、預防失智的最佳選擇。也就是說，這種油脂對腦部和精神狀態都有一定的影響力。

人腦幾乎是以油脂構成，會將攝取到的油脂盡量儲存起來，所以我們必須盡量吃好油，對大腦才有正面助益。只是對有些人來說，要讓Omega 3脂肪酸立刻融入日常飲食並不容易。

這時候，不妨將平日慣用的油或食材置換成以下的建議，慢慢養成攝取Omega 3脂肪酸的好習慣吧。

◆多吃魚，少吃肉

◆在涼拌菜中摻入核桃或奇亞籽，不要只使用芝麻

◆多用亞麻仁油或紫蘇油，少用沙拉油

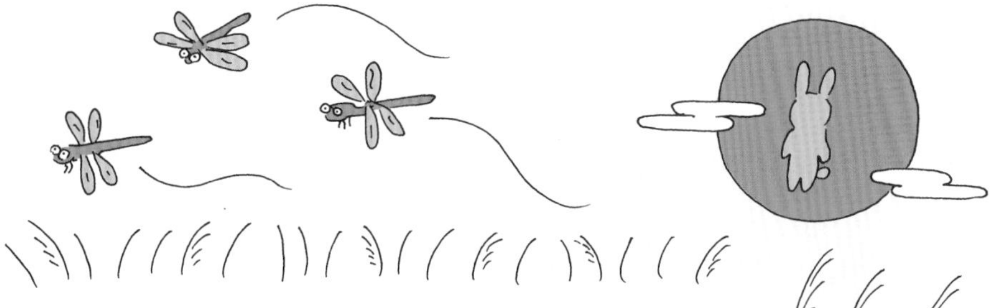

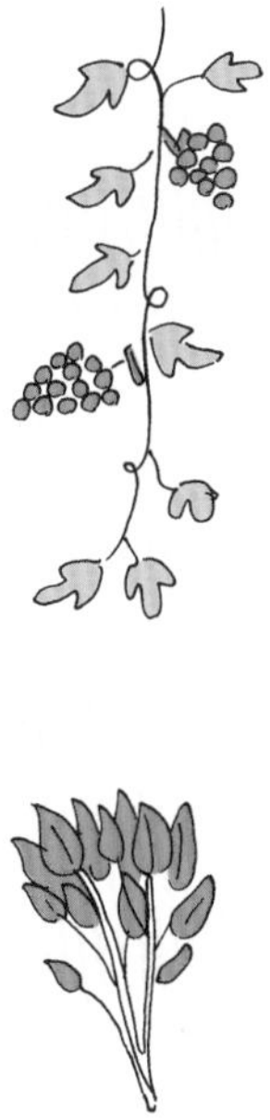

9月

由夏轉秋（長夏）

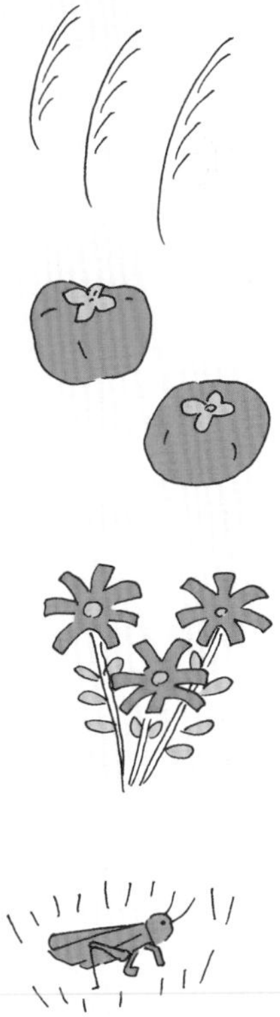

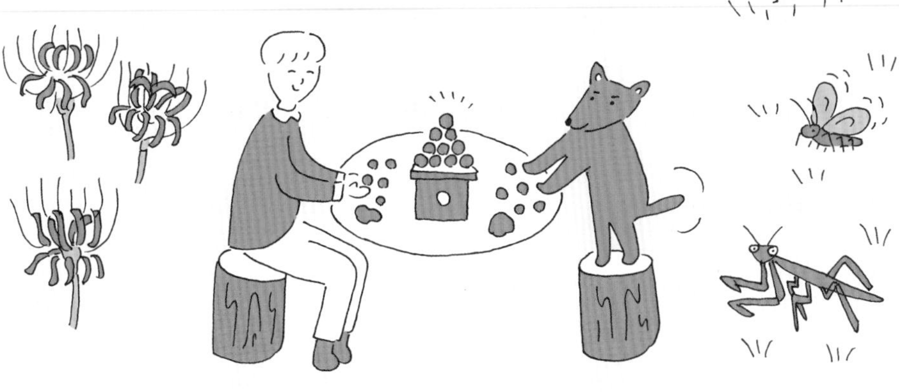

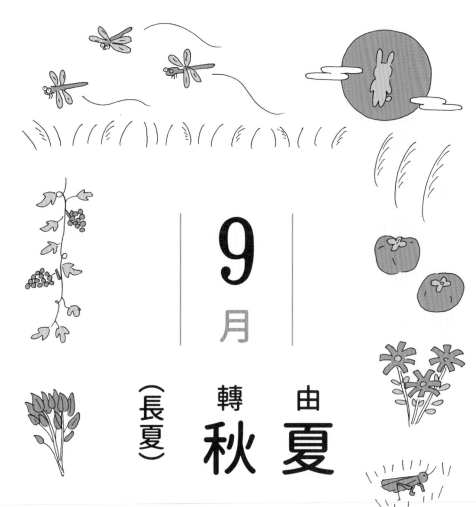

9月
積極保濕，滋潤乾燥的心與腸

時序即將進入容易多愁善感的季節，
照顧好有「第二大腦」之稱的腸道，
心也會變得更強健。

隨著季節更迭，採取主動的欲望減少了，
感傷的情緒倒是越來越多，
活躍的行動力似乎也跟著夏天一起說再見。
在這個月裡，最重要的就是飲用充足的水分，
多攝取能夠滋潤腸與心的食物。

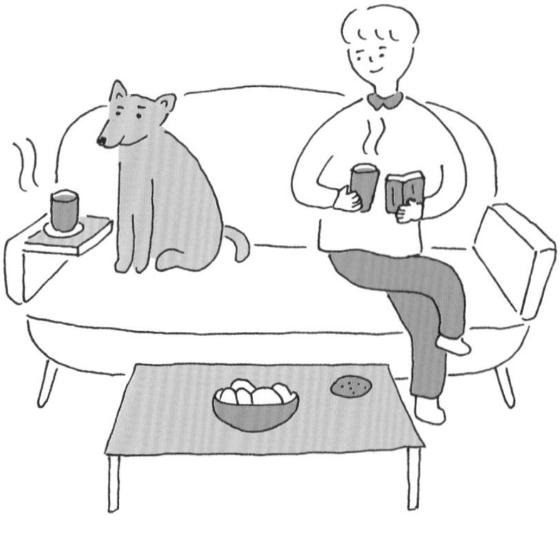

腸道不健康，大腦也會受影響

9月有秋分，日出與日落也逐漸換上冬季班表。天氣雖不再燠熱難耐，但季節交替時有滯留鋒面報到，因此氣壓也常會有變化。根據中醫理論，9月處於濕度高的夏天與即將到來的秋天交接之際，也是「脾」會過慮、「心」易不安、「肺」變得感傷，這三種臟器偏弱的時期。此外，**秋季的大腸容易和肺連動而趨向虛弱，人也更容易感到悲觀**。

使人情感豐富的荷爾蒙，幾乎都是由腸道所分泌。這種稱為「血清素」的荷爾蒙，除了易受腸道環境好壞的影響，並且以心所需的養分——維生素B群為製造原料。基於所謂的「腸腦軸線」[1]，血清素分泌與大腦的關連緊密，一**旦因為便祕等問題使腸道環境惡化，導致血清素分泌不足**，不但會影響腦部，**心緒也將失調**。因此，9月勢必要注意的就是「便祕」問題。

註1：腸道有「第二大腦」之稱，許多神經深入腸道，透過「腸腦軸線」（gut-brain axis）匯集訊息並傳給中樞神經，與腦相互聯絡、影響，是近年熱門的醫學研究領域。腸躁症、憂鬱症、焦慮症、慢性疲勞等身心疾病都和腸腦軸線相關。

全身若過於乾燥，容易形成便祕，心也營養不良

夏天因為長時間待在冷氣房，身體發冷，新陳代謝也變得緩慢，很容易引起便祕。此外，9月必須特別注意水分攝取量，這個時期不只是腸道，全身都容易處於乾燥狀態，出現「陰虛燥結」的症狀。

由於此時已經不像盛夏那麼高溫，或許不知不覺中喝水的次數和分量也慢慢減少了。夏季裡總是供給充足的水分，到了秋天卻突然變少，身體於是開始乾燥，進而造成便祕。

腸道環境一旦惡化，就不易吸收維生素B群，於是豐富情感的荷爾蒙分泌量漸漸不足，人也開始意志消沉，變得悲觀、容易感傷。

此外，缺乏維生素B群及礦物質，負責供給身體能量的粒線體便無法取得足夠的養分，身體會漸漸失去幹勁及行動力，變得沉重而倦怠（38頁）。

因此，9月的優先任務就是要保養腸道！記得喝足夠的水，多吃可以滋潤

腸與心的食物。

首先，戒掉熱天裡養成的喝冷飲、吃冷食的習慣，以免腸道繼續受損。其次是經常喝白開水，為身體直接補充最需要的水分。同時可以多吃含有豐富膳食纖維的食物（蘿蔔乾絲、昆布、高麗菜、牛蒡等）。腸道保持乾淨健康，人也會變得積極樂觀。

9月的緊急小幫手

早餐吃「溫香蕉」，為腸與心補充營養

把香蕉連皮整根放進微波爐、烤箱或煎鍋內，加熱到變軟即可。香蕉所含的糖分主要是能立即轉換為能量的單糖，可以讓人一整個早上都充滿活力。

加熱過的香蕉因為果寡糖增加，甜度上升，不需要砂糖也能獲得充分的滿足感，還可以改善腸道環境。而且香蕉皮所含的鉀會受熱融化而滲入果肉，因此連皮一起加熱，可以吃到更完整的營養。

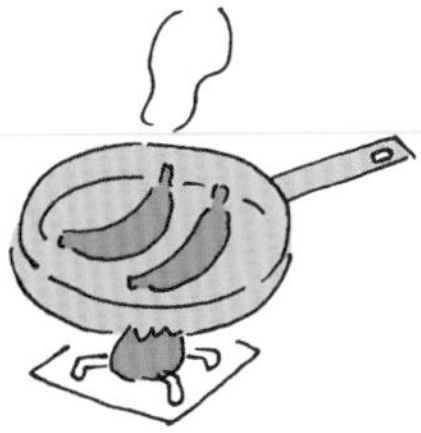

◆香蕉的好處報你知！

香蕉含有心所需要的養分，包括屬於胺基酸的色胺酸、維生素B_1、B_2、B_6、菸鹼酸（維生素B_3），其中的醣類、脂肪、蛋白質等有助於促進代謝，更有效率地為身體供給能量。

此外，香蕉還含有膳食纖維、維生素C、維生素E、葉酸，以及鉀、鎂、銅、鉬等，營養十分均衡。

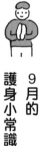

9月的 護身小常識

試試「甘油泡澡」，身心放鬆又保濕！

氣候開始乾燥時，手、小腿、腳跟、頭髮等會跟著缺水，皮膚也出現搔癢感。許多人會因為乾癢難耐抓破皮，只好擦藥膏或到醫院求診，所以還是要提早採取預防措施。

泡澡時身體的溫度上升，副交感神經活絡，有助於舒緩壓力，因此最好能天天泡澡。趁著泡澡時，還可以順便保濕，方法很簡單，只要在浴缸內加入10 ml左右的甘油即可。會自己調製化妝水的人，或許已經知道什麼是甘油了，許多醫藥品、化妝品、食品中都含有甘油，藥妝店也可以買到。

至於泡澡時要加入多少甘油，就看當天的乾燥程度酌量增減。覺得常有靜電時，也可以使用甘油來預防。此外，在護髮乳或沐浴乳中摻入少許，或加水做為漱口水，只要隨時「加一點」甘油，就能避免身體缺水，在這個容易乾燥的季節，尤其適合居家常備。

◆搭捷運時，不妨站著練練呼吸法！

搭公車或捷運時，不要坐在座位上，站著並將意識放在腹肌，重心平均置於雙腳，專心地呼吸，氣要整個吐完。此外，工作空檔時不妨離開座位，身體站直，做做深呼吸，除了鍛鍊腹肌，同時讓氧氣循環全身，能夠避免便祕，提升代謝力。

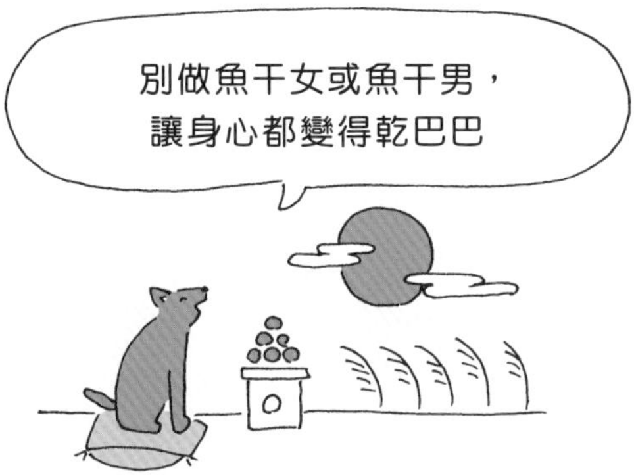

還沒有將夏季的疲勞完全從體內消除，就這樣進入乾燥的秋季，很容易變成「魚干女」或「魚干男」。夏天在稍有涼意的尾聲留下了一陣「空虛感」便消失無蹤，對於未來，內心有一股不安正在升起。

不過秋天畢竟是比較舒適的季節，會令人想從事一些如讀書、旅行等有興趣的活動。在今年，大家一定要做好腸道的保養，維持正面積極的心態，不要把夏天的疲勞繼續帶往下一個季節。

拯救夏季亂了套的腸道，重拾清新爽朗

【海藻×雞蛋】
選擇「胺基酸分數高」的食物，整頓腸道環境

在這個時期，負責消化吸收的脾容易虛弱，腦袋和肚子都覺得不太清爽，全身有氣無力，凡事皆提不起興趣。

秋雨鋒面滯留時，氣壓會跟梅雨季一樣劇烈變動，因此梅雨季節覺得不舒服的人，這時也會渾身不對勁。萬一再加上颱風來襲，濕度及氣壓大幅震盪，心受到的干擾會更為強烈。根據中醫的觀點，9月時腸道所承受的壓力，也要比梅雨季來得沉重。

因此，9月第1週的食療計畫，建議大家多攝取能滋潤腸道的水溶性膳食纖維，以及健胃又養心的雞蛋，送走夏季的疲勞，重拾清新爽朗。

◆適合本週的好食材◆

海藻

海藻是最適合潤腸的食材，同時還是富含碘、維生素、鈣、鐵等礦物質及膳食

◆搭配使用的好食材◆

雞蛋

雞蛋是胺基酸分數滿點、能為心補給養分的優質低GI（升糖指數）食材，幾

抱住膝蓋搖一搖，消除腹脹又整腸

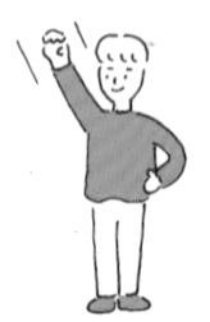

睡覺之前仰躺在床上，團身用雙手環住膝蓋往胸前拉，盡量讓額頭可以碰觸到膝蓋。做的時候一邊深呼吸，緩緩搖動身體約1分鐘。這個運動能促進腹部血液循環，消除腹脹，因此也有整腸的效果。

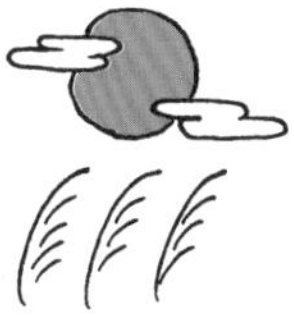

第1週

9/1 → 9/7

纖維的大寶庫！此外，褐藻醣膠及海藻酸等水溶性膳食纖維能保護腸胃黏膜、強化肝臟功能；碘可活化代謝力、安定心神，與油脂一起料理，吸收性更好。

乎包含維生素C之外的所有營養素，營養十分均衡。蛋黃中的卵磷質含有建構腦神經組織所必需的膽鹼，因此有活化腦部的作用。推薦大家可以試試「薯蕷昆布煎蛋捲」這道菜色。

薯蕷昆布煎蛋捲

材料

- ◆雞蛋：2顆
- ◆薯蕷昆布：3把
- ◆橄欖油：適量

作法

1. 將2顆雞蛋敲開後，加入薯蕷昆布拌勻。
2. 調味有薯蕷昆布應該就足夠了，也可視個人口味添加一點鹽或醬油。
3. 在平底鍋或煎蛋鍋內倒入橄欖油加熱，然後一點一點地倒入蛋液，煎成蛋捲即可！

關於薯蕷昆布的優異保健功效，請見133頁。

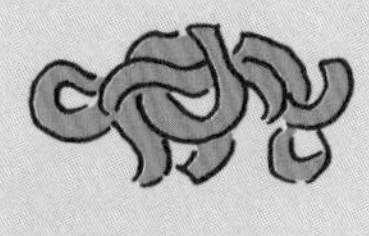

持之以恆的 小技巧

家中可以常備海帶芽、薯蕷昆布等乾貨，隨時加在熱湯裡；帶便當或在家吃飯時，也可以搭配大量的海藻。秋田縣的名產「銅藻」是一種帶有黏性的海藻，在所有海藻中營養最為豐富，因此又有「超級食物」的美稱。

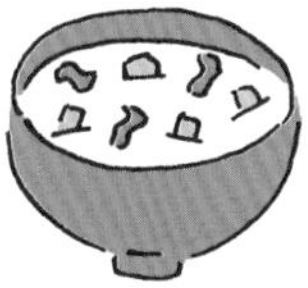

忍住想吃秋季甜點的欲望，腸保活力更健康

【蘋果×黃豆粉】享受低GI水果與蛋白質搭配的甜點！

受到颱風或豪雨的影響，天氣很不穩定，甚至還有些涼意。天氣一冷，為了讓身體維持溫暖，必須補給熱量，這時就會特別想吃甜膩的食物，所以秋季的甜點種類也特別多。不過，吃甜食會促進身體分泌多巴胺，讓心迅速得到滿足，因此很容易上癮，想再多吃一些。

使用蛋白質或脂肪製造能量的效率極佳，但體內醣類較多時，身體會優先代謝效率比較差的醣類轉化為能量。所謂的「效率差」是指容易疲倦、缺乏耐力、意志消沉。如此一來，腸道環境大受影響，生成ATP所需的能量來源減少（38頁），當然就會欲振乏力。

身體為了迅速補充已經見底的氣力，於是再次向醣類伸手。不斷吃甜食，只會讓身心陷入失調的惡性循環無法自拔，這種火氣滯留體內而引起發炎的濕熱狀態，會使人身體沉重、焦慮不安，心緒不甚穩定。

因此，9月第2週的食療計畫，建議大家多攝取富含蛋白質及維生素B群的食物，維持腸道的乾淨健康。

覺得懶洋洋、什麼事都不想做，身體沉重提不起勁時，不妨試著憋氣一會兒。憋氣會使腦部誤以為缺氧，就會趕緊增加氧氣供給量，血液循環變好，腦袋也就變得更靈光。

稍微憋一下氣，讓大腦運轉起來

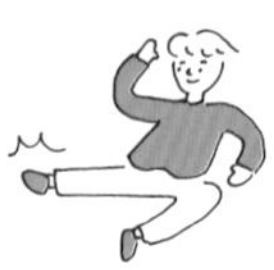

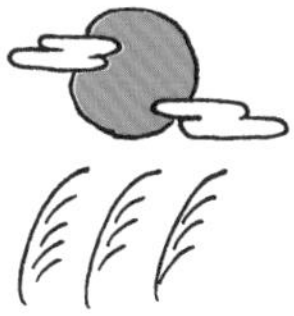

第2週

9/8 → 9/14

◆適合本週的好食材◆

蘋果

蘋果含有豐富的水溶性膳食纖維——果膠、鉀和多酚，有助於剷除腸道內的有害物質，改善便祕或腹瀉。

蘋果是低GI值的水果，大可放心食用。以煎鍋加熱蘋果後，撒上黃豆粉一起吃，滋味也很棒。

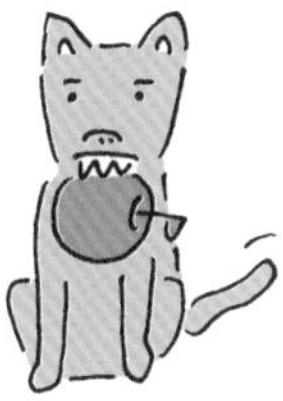

◆搭配使用的好食材◆

黃豆粉

黃豆粉富含蛋白質、維生素B群、維生素E，都是心所需的養分。此外，黃豆粉的鈣、鐵、鋅、鎂等礦物質含量也是數一數二。

有經前症候群困擾的女性，吃蘋果之類的食物時，可以試著撒上含有異黃酮的黃豆粉。尤其在生理期中，維生素B_6容易不足，而黃豆粉所含的維生素B_6，有助於女性荷爾蒙正常運作。

持之以恆的小技巧

來看看如何保存蘋果吧。蘋果氧化之後會變黑，如果為切片的蘋果撒上薄薄一層黃豆粉，就能避免這種狀況。

將切片的蘋果放在保鮮盒內，倒入無糖黃豆粉後搖晃一下，讓蘋果片均勻地裹上黃豆粉，即可避免氧化、妥善保存。

◆蘋果是整顆都能吃的水果

蘋果皮含有許多有益人體的優質成分。首先是果膠，可以調節胃酸、維護腸道健康，改善便祕及腹瀉等症狀。其次則是含量非常豐富的蘋果多酚，能幫助去除活性氧。

讓肚子時時溫暖，對任何事都興奮期待

【可可×橄欖油】消除便祕的暖身飲料，讓晦澀的心稍微喘口氣

即將進入彼岸時期（秋分與前後三天，合計一週），看來可以正式向暑熱說再見，準備迎接舒適季節的到來。不過，在太陽的位置正從夏季移往秋季的這段期間，依舊是脾會過慮、心易不安的時節。

想在難得的連假外出遊玩，要是腸胃功能不佳，就可能顧慮太多而遲遲無法成行；就算出門了，待在不熟悉的環境，內心也是七上八下、緊張不安。

因此，9月第3週的食療計畫，重點是讓腹部保暖，心也就能安定下來。喝一些有助整腸的溫暖飲料，將「自己真是沒用！」之類深藏於內心的悲觀情緒全數淨空，讓自己在秋天也能時時自在愉悅。

因為壓力或身體發冷而肚子不舒服時，也可以嘗試這個食療計畫。從秋天到冬天，都建議大家善用這個方法。

拿塊軟墊鋪在地上，然後趴下，軟墊的位置大概在肚臍處。接著身體開始在軟墊上左右輕輕搖晃約10分鐘。不健康的腸道，氣體容易淤積在大腸的轉角處。利用軟墊加以刺激，能促使這些氣體移動，排出體外。

趴在軟墊上搖一搖，排出體內氣體

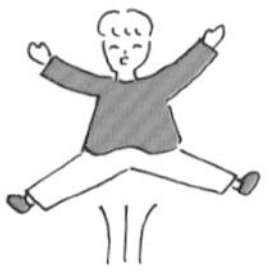

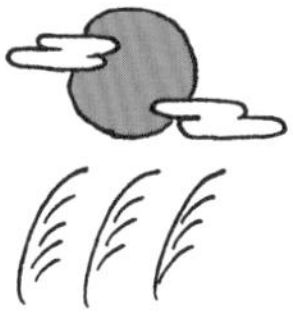

第3週

9/15 → 9/21

◆適合本週的好食材◆

可可

便祕時，不妨試著用可可緩解這項困擾。85頁也曾提過可可含有多酚，具有極佳的抗氧化作用，可可鹼則能促進血液循環、幫助身體放鬆，因此可以溫暖身體，提升腸胃功能。可可對幽門螺旋桿菌等也有殺菌作用，膳食纖維木質素則能改善便祕問題。

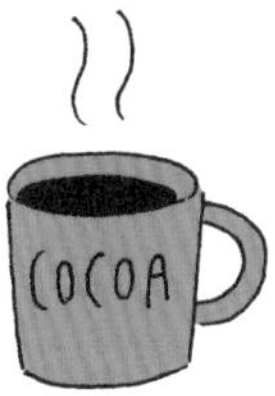

◆搭配使用的好食材◆

橄欖油

溫熱的橄欖油有助於溫暖腹部，而且含有許多Omega 9脂肪酸，吃了不會覺得胃不舒服，加熱後也不易氧化。

橄欖油的保溫效果不錯，搭配熱飲一起喝，可以為腸胃保暖並調整功能。

最簡單的食用方式就是「橄欖油可可飲」，只要在可可中加一點點橄欖油就行，非常簡單。

持之以恆的小技巧

以寡糖為可可增添甜味，還能幫助改善腸道環境。加了寡糖的可可風味濃厚，喝起來就像巧克力飲料，想吃點心時，不妨就選擇這道飲品吧。撒上一點丁香粉或肉桂粉，則有殺菌作用，降低心發炎的機率，也能享受不同層次的風味。

◆可可和橄欖油的挑選標準

購買可可時，記得選擇「純可可」；至於橄欖油，則建議購買「初榨冷壓橄欖油」（extra virgin）。

為心設下防護線，不讓悲觀跟著秋天來敲門

【檸檬×薑・丁香】

氣滯導致腸道塞車，就用整腸食材為心排毒！

秋分降臨，太陽的起落也變成從正東方升起、正西方落下。雲量慢慢減少，冷暖溫差分明，秋季的特徵越來越明顯了。在中醫看來，這種日照條件的改變象徵著時節也將由外向的「陽」逐漸轉為內向的「陰」。

天氣轉涼，濕度下降，肺與大腸的負擔加重；體內變得乾燥，隨之出現的是便祕及皮膚乾荒問題，情緒上也容易感到空虛、悲傷。

在這段漸漸邁向冬季的日子裡，衣服越穿越厚，心也跟著裹上了大外套。不知不覺中，只想把自己一個人包在殼裡，與外界隔絕開來。

因此，9月第4週的食療計畫，記得要讓腸胃多蠕動，吃些具有舒緩、抗菌作用的食材。除了要預防腸漏症（44頁），也要注意乾燥季節容易引發流行的「喉痛型感冒」。

坐在馬桶上，將肛門縮緊約10秒鐘。每次上廁所時就做5次，有助於緩解便祕困擾。

上廁所時，順便做做恥骨直腸肌運動

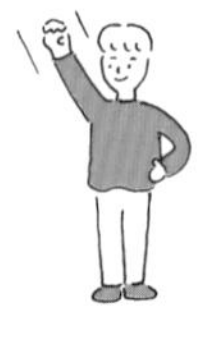

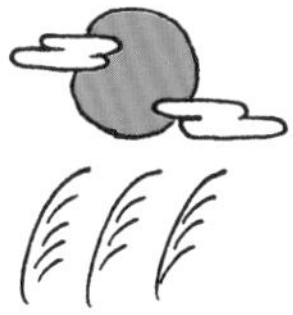

第4週

9/22→9/28

◆適合本週的好食材◆

檸檬

檸檬能刺激腸道蠕動，香味更有舒緩的效果。檸檬的維生素C及枸櫞酸含量在柑橘類中屬於佼佼者，極佳的抗氧化力可提升肝臟功能，因此也有排毒作用。

熱檸檬能溫暖腸胃，平常不妨多吃。根據中醫理論，柑橘類可以大幅改善氣滯問題，消除壓力，讓心恢復清爽。

◆搭配使用的好食材◆

薑・丁香

薑與丁香具有整腸的功能，兩者都是中醫常用的藥材，具有殺菌及健胃作用，可抑制擾亂心緒的發炎症狀。

平常可以多做些「香料漬檸檬」，搭配白開水飲用。將切片的檸檬與丁香、薑一起泡在寡糖內醃漬，醃漬出的精華具有極佳的整腸效果。

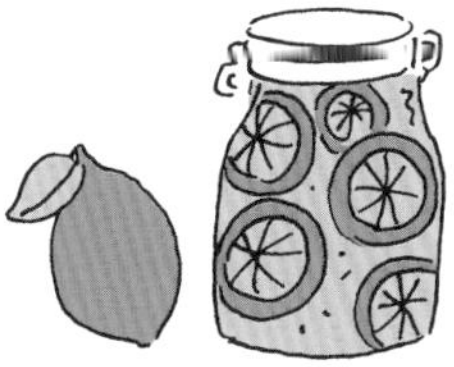

持之以恆的
小技巧

將檸檬切片備用，需要時就很方便。將2、3個丁香插在檸檬片上，放入保鮮盒內保存，只要加點熱開水或茶水，就能簡單做成「丁香檸檬茶」。如果覺得太麻煩，當然也可以利用市售的檸檬汁。

◆養成習慣，每隔30分鐘就喝溫水

不妨養成每隔30分鐘就喝一點溫開水的習慣。溫熱的飲料可以溫暖腸胃，助其正常蠕動。體內若是缺水，血液循環不夠順暢，養分便無法順利運送到腸道和其他內臟。不時補充一點溫潤的水分，可以改善血液循環，促進腸胃蠕動，同時也能活絡副交感神經，使自律神經恢復正常運作。

最後一週

9/29 → 9/30

9月的身心回顧

趁著還沒危害到大腦，趕緊處理腸道的不適問題

四季交替更迭之際，我們的心很容易受到影響而失調。若是懂得事先做好因應措施，就能安心度過。雖然秋天是心相對較為安穩的季節，但要是疏於防範，等到冬天來臨就難熬了。大家不妨趁著氣候穩定的此刻訂定目標，看看該完成哪些事，預做規劃。

這個月的調養重點就是做好保濕，避免身體乾燥。乾燥除了會使皮膚搔癢，腸道及肺部也會有不適症狀。

如果出現一粒一粒類似羊便便的硬糞便，就表示腸道不夠濕潤；久咳不癒或鼻子乾燥，則表示肺部過於乾燥。

這個月和7月都曾經介紹的「黏呼呼海藻」，有助於滋潤腸道、修復腸壁，提升免疫力，同時改善消化系統及呼吸系統失調、吃太飽的問題，不妨經常攝取。

10月

秋

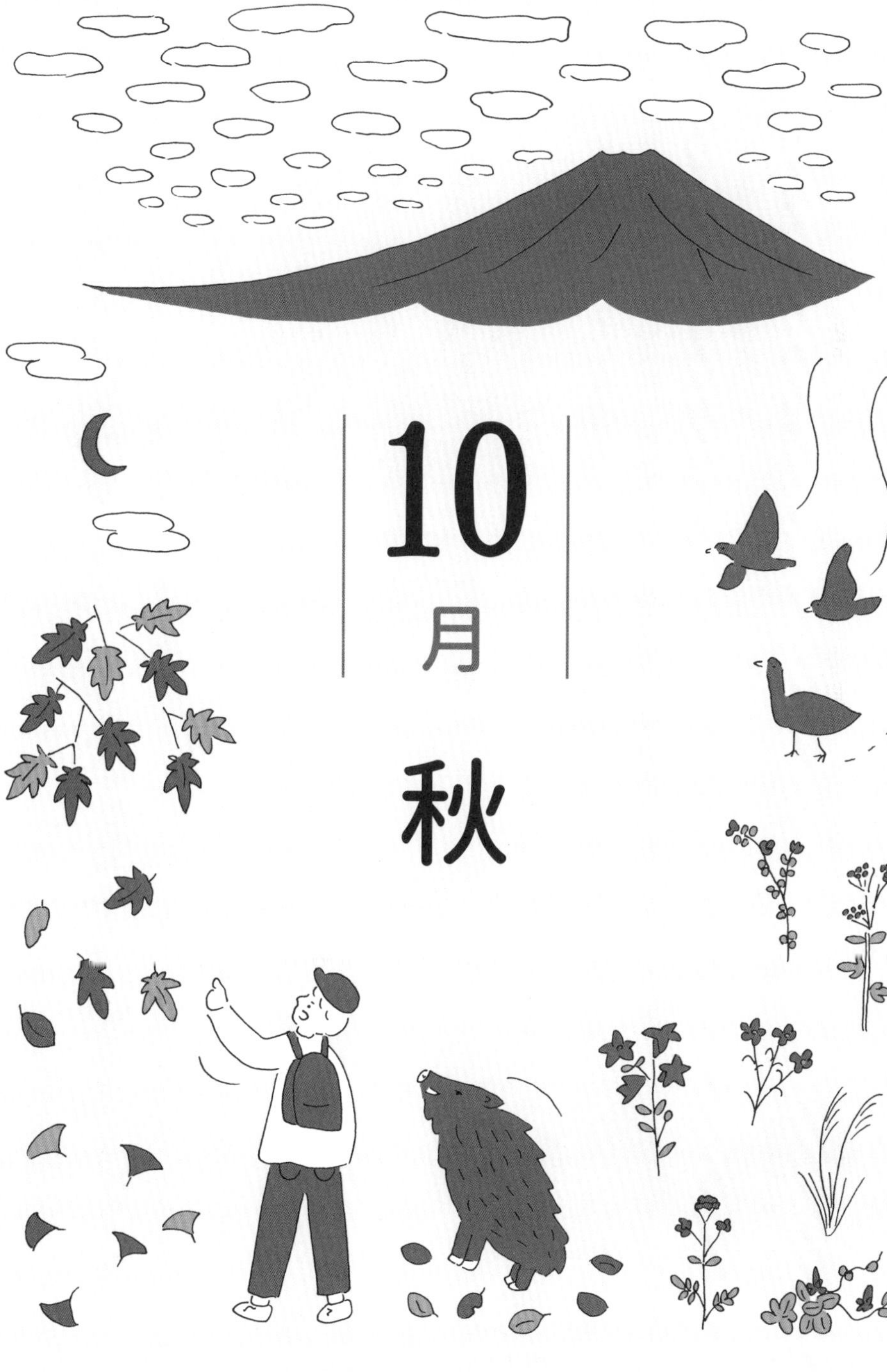

10月
補充礦物質，修復因壓力耗損的心

乾燥微涼的空氣，讓人產生悲傷想哭的情緒。
在這個月裡，要努力的目標是——
「讓腸道順利吸收養分」。

乾燥的氣候容易造成腸道發炎，妨礙心吸收所需的養分，
營養不良的心開始失控，自信不見了，孤獨感一波波襲來。
因此，這個月一定要照顧好腸道環境，
除了攝取水溶性膳食纖維，
也要補充含有鐵、鋅、鎂等礦物質的食物。

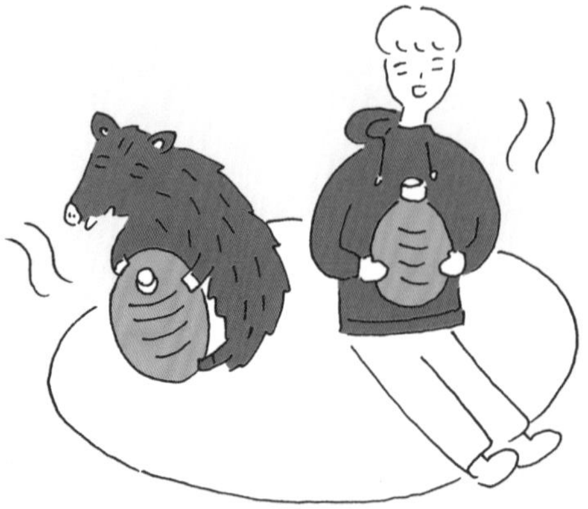

空氣乾燥，腸道也跟著缺水，心失調是因為礦物質吸收不足？

比起9月，10月的氣溫雖然更低，卻也是一年當中最舒適的季節。正所謂「天高馬肥之秋」，白天萬里無雲，相當舒適宜人。

只是一入夜，因為天上無雲，地面的熱氣全都散去，早晚溫差相當大。不只是日夜的差別，就連白天也可能出現明顯的冷暖變化，有不少人由於身體無法適應，自律神經因此失調。尤其是從夏天開始狀況就不太好的人，承受不了懸殊的溫差，進入秋天後，心緒也隨之波動。

以中醫來看，緊接在9月之後的這段時期，肺較易虛弱，常會莫名覺得悲傷、想哭。再加上周遭環境比上個月更為乾燥，皮膚乾癢、咳嗽等症狀也頻繁出現，甚至更為惡化。中醫將這種狀況稱為「肺陰虛」。

短鏈脂肪酸可以提升礦物質的吸收率

從9月起，偶爾會出現便祕等腸道不適的症狀，覺得肚子不太舒服，也略微感受到壓力。這時身體會反射性地分泌皮質醇來抵抗壓力、保護自己，但也因此消耗了礦物質（34頁）。

基本上，大部分的營養素都是從小腸吸收，但大腸也會吸收礦物質。當腸道環境不佳時，無法被有效吸收的礦物質，就反而成了妨礙身心的有害物質。因此，為了維護良好的腸道環境，這個月一定要多攝取水溶性膳食纖維（海帶芽、納豆、蒟蒻、燕麥片等），並且補充富含礦物質的食物（牡蠣、羊肉、鷹嘴豆、牛肉等），幫助身體更有效率地吸收養分。

水溶性膳食纖維十分重要，因為它是大腸內的保健要角——短鏈脂肪酸的製造來源。好菌會在大腸裡使水溶性膳食纖維發酵，製造短鏈脂肪酸。而短鏈脂肪酸除了可以幫助人體吸收鐵、鎂等礦物質，還能使腸道保持弱酸性，讓好菌易於繁衍，強化腸黏膜，促進腸道蠕動，是強健心緒的最好幫手。

腸道環境若惡化，「鐵」反而成為害群之馬

在所有的礦物質當中，鐵、鎂、鋅對心來說是最重要的礦物質。然而，若是腸道環境惡化而無法順利吸收鐵質，就要特別注意了！

眾所皆知，鐵是製造紅血球的材料，同時肩負了許多重要任務。它能協助製造神經傳導物質血清素及多巴胺，協助粒線體製造能量，促使肝臟代謝藥物，以及合成DNA，是維護身心健康不可或缺的重要營養素。

不過，鐵在人體中有時也會產生反作用。腸內細菌雖能協助吸收鐵質，但若因腸道環境不佳而無法順利吸收，**這時鐵就會成為有害人體的劇毒，製造出傷害細胞的活性氧，甚至成為腸內壞菌的食物，使壞菌及念珠菌大量增殖**。因此腸胃不好的人，除了要積極調整腸道環境，若想補充健康食品，也不要只吃鐵質，請選擇有助於鐵質吸收的「乳鐵蛋白」。

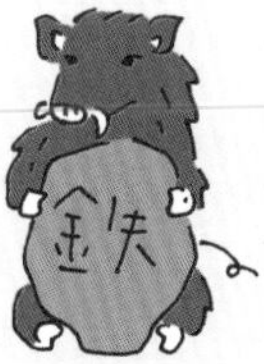

◆乳鐵蛋白是什麼？
乳鐵蛋白是一種醣蛋白，能與唾液、汗水等外分泌液中所含的鐵質結合，預防鐵質成為有害人體的物質。

10月的 緊急小幫手

少碰醣類，以免干擾粒線體製造能量

只要粒線體高效率地製造身體所需的能量ATP，我們就會充滿活力與衝勁（38頁）。因此為了身體健康，這個月請盡量少吃甜食或精製食品。

10月的 護身小常識

挑戰「左右側弓箭步」，讓粒線體高效運轉！

能夠調整腸道環境、大量製造身體所需能量ATP的粒線體，需要有氧氣才能順利運作。因此，不妨經常做做「左右側弓箭步」，有效率地運動到大塊肌肉和深層肌肉，將氧氣輸送至全身。

①雙腳打開至兩倍肩寬，腳尖朝外呈45度角。

②上半身保持垂直，單腳彎曲，重心落在彎曲的一腳上，腰部同時往下沉，讓另外一腳的膝蓋完全伸直。

③回到原位，往另一邊再重複相同的動作。左右邊各做10次，有助於運動並伸展大塊肌肉。

◆讓喉嚨也動一動！

在這段時期，很多人會有喉嚨不適的困擾，這表示喉嚨有一點虛弱。摸著喉結的位置，並同時吞口水，當喉結確實地往上移動，保持這個姿勢10秒不動。這個小運動可以每天做10次。

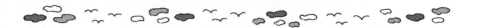

與其傷春悲秋，不如努力讓排便正常

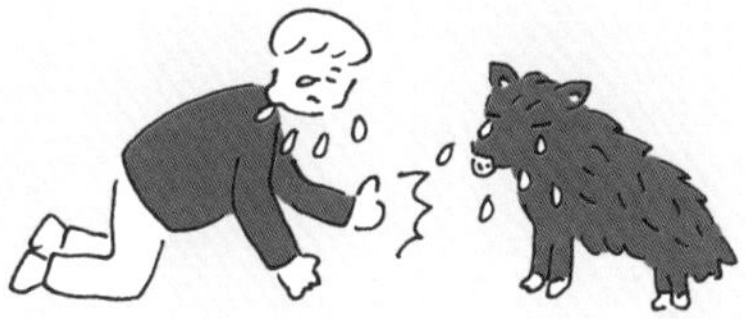

抬頭仰望秋空，蔚藍天際遼闊，令人不禁讚嘆自然的偉大。若能因此體悟「自己的煩惱根本小得微不足道」，將它拋諸九霄雲外，那該有多好……

只是，無論做什麼都難以消除倦怠感，自信漸失、內心充滿不安，也不知道究竟怎麼回事。這時候，就該好好檢查一下自己的「便便」了。

腸道環境不佳時，情緒也會跟著暴走。覺得難過時，哭一哭宣洩一下也是好的，但若能設法改善腸道環境，或許就不必再這樣流淚了。

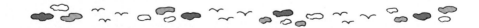

容易便祕或腹瀉的人，在此時最承受不了壓力

【凍豆腐×絞肉】用適合常備的萬能食材，鞏固心的健康

10月進入第1週，氣壓變化趨於緩和，白天和晝夜的溫差則依然劇烈，日照時間也漸漸減短。空氣中，還是有著秋天的乾燥感，悶熱止息、氣溫下降，也更覺清爽舒適。但在夏天增殖的塵蟎，牠們的大量屍骸可全都藏在這些乾燥的空氣裡，變成過敏原四處飛散……因塵蟎而過敏的災情，在此時也最為嚴重。在四季的不同時期，都會出現令人身心不適的狀況，最重要的是了解如何面對，事先擬定因應策略，盡量防止各種症狀干擾健康。

因此，10月第1週的食療計畫，建議大家攝取能整腸並提供心所需養分的礦物質、蛋白質與維生素B群，讓粒線體獲得充足營養。**在氣候相形穩定的這段期間，要多加關照因肺損耗造成的「空虛感」或「不幸福」等負面情緒。**

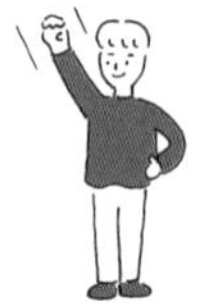

洗完澡之後，會從腳尖處開始變冷，因此沐浴後請立刻穿上襪子或襪套保暖，睡覺時也可以繼續穿著襪套、只脫掉襪子。這樣身體就不會變冷，睡覺時熱氣可從腳尖散去，幫助深部體溫下降，維護睡眠品質。

第 1 週
10/1 → 10/7

◆適合本週的好食材◆

凍豆腐

所謂的凍豆腐，就是將豆腐冷凍後再解凍、脫水而成，含有膳食纖維，有助於調整腸道環境，同時也是濃縮了礦物質、蛋白質、維生素的萬能食材。

凍豆腐的營養價值堪稱黃豆製品中極優秀的一員，蛋白質含量是納豆的3倍，木棉豆腐的7.5倍，還含有可幫助脂肪燃燒的胺基酸。

◆搭配使用的好食材◆

絞肉

牛肉、豬肉、雞肉的絞肉都含有動物性蛋白質及人體容易吸收的鐵質、維生素B群，富含心所需的養分。

以絞肉搭配凍豆腐，就不必再用麵包粉。製作肉丸或漢堡肉時，將凍豆腐磨成粉狀，可以取代麵粉和麵包粉，營養價值更勝於一般漢堡肉。

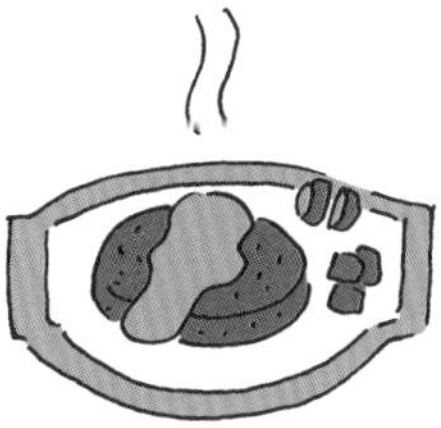

持之以恆的小技巧

凍豆腐一般多出現在燉煮或日式餐食中，其實如右所述，將凍豆腐磨成粉，可以代替麵包粉，炒菜時也可以放一點，或是加在味噌湯裡，用法自由而多變。凍豆腐算是乾貨，家中不妨常備使用。

心與腸獲得充分滋潤，情緒和排便也一路暢通！

【納豆×白芝麻】

整腸潤腸，擊退乾燥帶來的「空虛感」及「羊便便」

月曆上已經過了寒露時節，偶爾還是有較熱的天氣，濕度倒是比上週下降許多。空氣變得乾燥，指尖、喉嚨、嘴唇更有明顯感受。這樣的症狀都是因為肺較虛弱，容易覺得乾燥；心則會感到卑屈，脾氣也變得有點拗。

這個時期還有另一個常見的症狀是：因為腸道過於乾燥，而排出了一顆顆像「羊便便」的糞便。此外，有沒有拉肚子？上廁所的間隔時間是否過久？糞便是否沾黏在馬桶上？糞便是否經常又黑又臭？這些都是腸道失調的徵兆。腸道環境惡化會增加身體的壓力，不但擾亂心緒，免疫力也會跟著下降，變得容易感冒。

因此，10月第2週的食療計畫，建議大家善用發酵食品促進腸胃蠕動，同時多攝取潤腸的食材，增加體內的好菌。

不妨試著連續3次，以投籃的方式將垃圾丟進垃圾桶。當我們達成某種目標時，會促使身體分泌製造幸福感的多巴胺，就以將垃圾順利投入垃圾桶為目標，好好享受成功的滿足與快感吧。

對著垃圾桶練習投籃，享受成功的快感

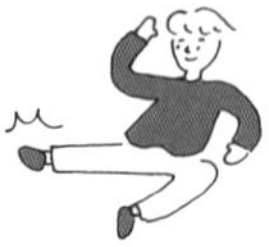

第2週 10/8 → 10/14

◆適合本週的好食材◆

納豆

在調整腸道環境的食材中，最具代表性的就是納豆，其中含有蛋白質、維生素E、異黃酮、卵磷脂、鈣等營養素，以及可作為多巴胺原料的酪胺酸。

此外，納豆菌可以活化腸道，增加比菲德氏菌及乳酸菌，把腸道調整成更適合好菌生存的環境。膳食纖維與寡糖也有助於腸道保健。

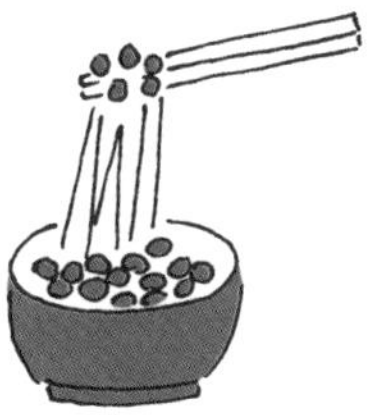

◆搭配使用的好食材◆

白芝麻

白芝麻含有50％的脂肪，這種高油脂的食材具有優異的潤腸功能。白芝麻與黑芝麻不同，油脂含量較多，黑芝麻則含有豐富的花青素等多酚類，因此黑、白芝麻在中醫裡分屬不同的中藥材。白芝麻對肺與大腸有益，能滋潤乾燥的身體，促進排便；黑芝麻可補血並強化肝、腎功能。平時可以視身體的乾燥狀況，增加芝麻的食用量，或在飲食中添加亞麻仁油。

持之以恆的小技巧

因為「便宜」所以買了一堆納豆，眼看有效期限就快到了卻還沒吃完，真是傷腦筋。其實，納豆也可以冷凍保存喔！冷凍的納豆只要在食用前6～8小時放到冷藏庫，解凍之後就可以吃了。但即使已經冷凍保存，還是要在3週內吃完。

◆小心納豆菌！

使納豆黏呼呼的納豆激酶，具有抗凝血作用，正在服用抗凝血藥物的人就不宜食用。

◆芝麻是營養寶庫！

芝麻含有鈣、鐵、鋅、鎂、硒等多種礦物質，以及維生素B群、膳食纖維、抗氧化力極佳的芝麻準木質素、維生素E等，是對心有益的最佳營養食材。

芝麻表面因為覆蓋著膳食纖維，研磨之後再食用，可以提高養分的吸收率。中醫大多以植物的種子（仁）做為治療便祕的藥物，芝麻、亞麻仁就是其中之一。

營養均衡的日式料理，為你排解孤獨與不安

【手作香鬆 × 生菜沙拉・燙青菜】天氣開始變冷，隨時為心「添加一點」養分

目前雖然還不至於要開暖氣，但可以感覺到天冷的日子變多了，這時就會想吃醣類來補充能量。這種吃甜食的欲望若只是一時興起也就罷了；但要是因此養成以餅乾、麵類當零食的習慣，正餐反而吃不下，不僅打亂正常的飲食節奏，也無法充分攝取肉類、魚類等蛋白質。由於腸道環境變糟、血糖值紊亂，**導致蛋白質及鐵攝取不足，中醫將這種狀態稱為「血虛」，會使人注意力渙散，心生不安，吃得太飽又睡不好。**

因此，10月第3週的食療計畫，建議大家試試「手作香鬆」，既可潤腸又能提供膳食纖維、礦物質，避免引發血虛症狀。日式料理的營養較為均衡，可以趁此機會將其加入平常的飲食選項。

雙手各握住一顆橘子或柳丁，上下拋接5分鐘。這個單純的動作可以促進血清素分泌，平常較少做的動作也能活化腦波，提升專注力和溝通力。柑橘的清香味，還有助於紓壓。

用橘子丟沙包，活化腦波和情緒

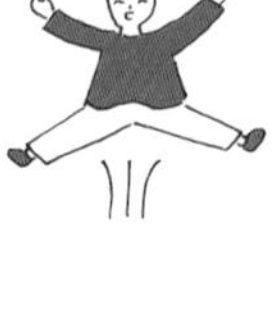

第3週

10/15 → 10/21

◆適合本週的好食材◆

手作香鬆

比起市售的現成香鬆，自己動手做，可隨心使用喜歡的食材，也能攝取到更多營養。放些海藻類，以提升整腸效果；添加小魚乾或蝦米、魩仔魚等動物性食材，有助於吸收蛋白質及鐵；加些胡椒、山椒等，還能有效抗菌。

◆搭配使用的好食材◆

生菜沙拉・燙青菜

香鬆除了撒在白飯上吃，也可以試著撒在生菜沙拉或燙青菜上，將其更自然地融入日常飲食。清燙菠菜、小松菜後，淋上薑汁香檸醋（231頁），再撒一點香鬆就行了。如果外食的套餐有生菜沙拉，撒一點吃起來也更美味。

手作香鬆

材料（方便製作的分量）

- ◆蝦米：5大匙
- ◆乾燥的海帶芽：5大匙
- ◆黑芝麻：2大匙
- ◆昆布茶：1小匙
- ◆魩仔魚：2大匙
- ◆紅紫蘇粉：1大匙
- ◆海苔粉：3小匙

作法

將所有材料放進研磨缽磨碎即可。當然，上述材料也可以換成任何自己喜歡的乾貨。

以研磨缽研磨或擀麵棍敲打製作的香鬆比較好看。若嫌麻煩，也可以把材料放入塑膠袋內用手搓碎。

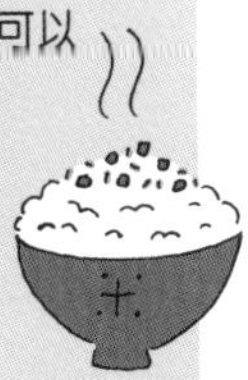

持之以恆的小技巧

手作香鬆就像是保健食品，可以裝在隨身瓶裡帶著，外食時就順手灑在白飯或沙拉等各種食物上。就從這週開始，練習養成這樣的好習慣吧。

靠主食吸收更多養分，連根拔除悲觀的情緒

【發酵糙米飯×紅豆】
促進代謝力的營養主食，事先做好更方便

在這段時期，可以確切地意識到太陽西下的時間提早了，日夜的冷暖溫差也相當明顯，這正是秋天的特徵。人體要適應驟降的氣溫，其實很辛苦，這時的實際體溫會比觸摸時感受到的溫度更低。大家可以摸摸自己的肚子或臀部確認一下，如果覺得冷，就表示體溫已經處於很低的狀態，這在中醫裡稱為「陽虛」。**體溫一變低，消化與代謝能力會隨之下降，導致能量不足，變得情緒沉重、容易悲觀。**

因此，10月第4週的食療計畫，要建議大家多注意主食的內容，以發酵方式調製的主食能促進腸道蠕動，提高營養吸收率，有助於代謝力正常運作。

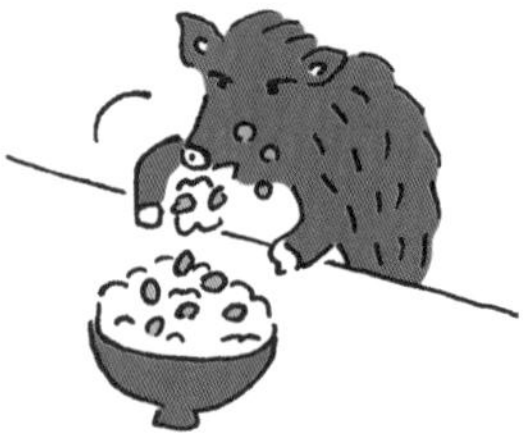

頸部四周有較粗的動脈，加上這裡的皮膚較薄，很容易受到低溫影響。脖子保持溫暖，可以促進血液循環順暢，為全身保暖。此外，頸部後方密布著控制各內臟與血管的自律神經，這樣做也有助於自律神經正常運作。

為脖子圍上毛巾，這樣入睡更保暖

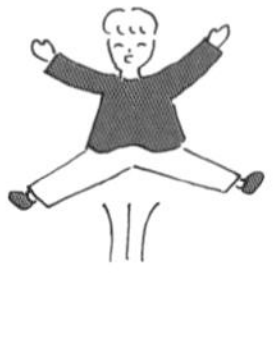

第4週

10/22 → 10/28

◆適合本週的好食材◆

發酵糙米飯

糙米發酵之後再吃，除了能減輕腸胃負擔，還可以提高營養吸收率。利用家中的電子鍋，就能輕鬆地進行發酵。

◆搭配使用的好食材◆

紅豆

紅豆含有前花青素、兒茶素、花青素等抗發炎成分，且富含蛋白質、維生素B群、膳食纖維、鉀、鈣、鐵等礦物質。

發酵糙米飯

材料

- ◆水：在電子鍋的「糙米模式」下，比一般煮3杯糙米的水量稍多一些
- ◆糙米：3杯
- ◆紅豆：40克
- ◆天然鹽：1小匙

作法

1. 將糙米洗淨。
2. 將糙米、鹽、紅豆混合後，以打蛋器朝著順時鐘方向攪拌8分鐘。
3. 將2放入電子鍋，加水以「糙米模式」煮熟。
4. 選擇保溫模式，將煮熟的糙米飯置於電鍋內，1天只要翻拌1次。3天後就完成了！

只要繼續保溫，1天攪拌1次，就可以持續地吃；如果出現異味，可能是細菌已經繁殖，就不宜再食用。

持之以恆的小技巧

發酵糙米飯剛煮好的當天就可以吃，但因為要放3天才會完全發酵，建議還是等到這時候再吃。可以一次多做一點，冷凍起來隨時備用，發酵糙米飯滋味濃厚有嚼勁，放涼了也好吃，很適合帶便當或做成飯糰。

◆糙米比白米更營養

糙米比白米含有更豐富的維生素B群、維生素E、鈣、鎂，都是十分優質的營養素。

◆糙米真的健康嗎？

以為糙米有益健康，沒想到吃了之後卻肚子不舒服，有這種情況的人還真不少。這是因為糙米含有白米缺乏的纖維素，這是一種不好消化的物質，因此吃糙米時若沒有仔細咀嚼，就會引起消化不良，反而無法順利吸收營養素。有時在某些狀況下，白米反而比糙米好。而能夠兼顧營養價值、便於消化這兩項需求的，就屬發酵糙米了。

最後一週

10/29 → 10/31

10月的身心回顧

為了未來的身心著想，認真做好健康管理

近來努力吃保健食品的人似乎越來越多了，只是這些吃下肚的營養素，能夠被身體吸收多少？老實說誰也沒把握，但倒是有可能對消化系統造成負擔。

與其倚賴保健食品，不如先改變生活習慣，靠自己的力量做好健康管理吧。這不僅是為了當下的健康，更能預防隨著年齡增長出現的失調或不適症狀。

以下是這個月要推薦給大家養成的飲食習慣，如果能夠適應，希望各位可以延續到下個月。

◆對此時偏弱的「肺」有益：凍豆腐、白芝麻、百合根、白木耳

◆對「腸道」有益：海帶芽、納豆、糙米、紅豆、味噌湯、米糠漬菜

◆對「心」有害：義大利麵、披薩、蛋包飯、咖哩飯、焗烤、三明治

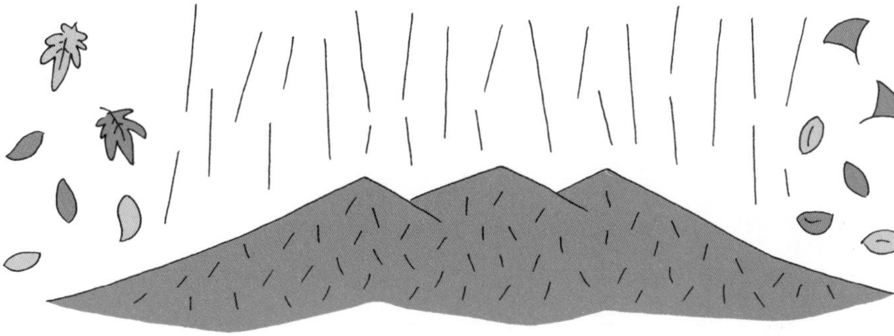

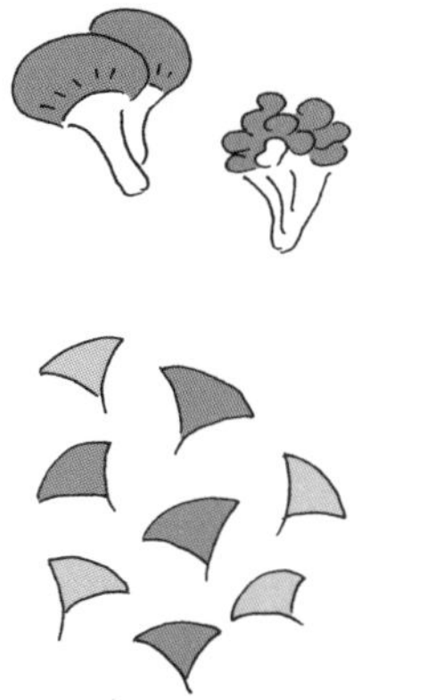

11月

秋

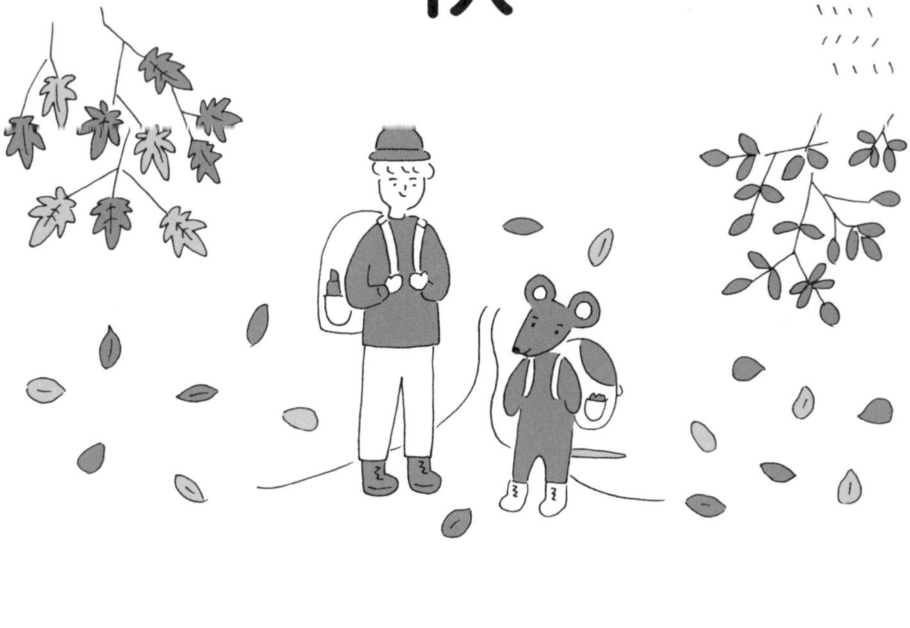

11月
要注意，加工食品也是心的毒藥

乾燥的空氣，容易使唾液分泌不足，
重新檢視每天使用的調味料，
讓廚房存滿心所需要的營養素吧。

日照時間越來越短了，隱約可以聽見冬神趨近的腳步聲。
情緒轉為內縮，沒什麼衝勁、也不想振作，
有時會沉溺於過去，留下滿心的後悔，
偶爾還想吃些重口味的食物。
在這個追求濃厚口味、喜歡積藏食物的時節，
更要仔細檢查無意間買下了什麼。

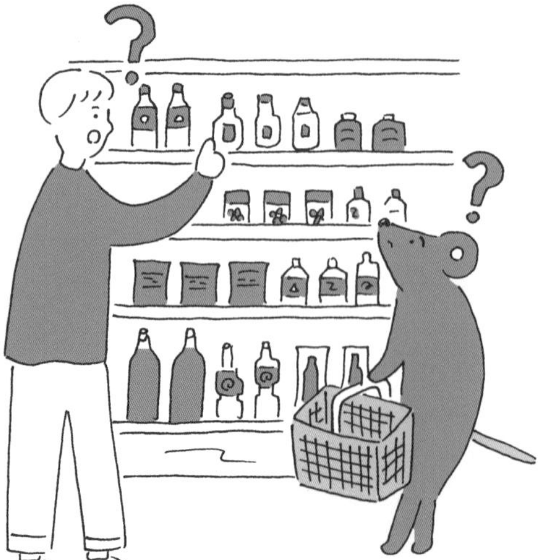

在容易積存多餘物質的季節，重口味的食物會造成身體的負擔

比起10月，11月的日照時間更短了，空氣乾燥，也有明顯的涼意。日照縮短，調控人體生理節奏的遺傳基因BMAL1增加、維生素D減少，身體於是開始囤積脂肪。這是因為遺傳基因認定「在寒冷的季節，食物會比在暖和的季節少」，於是做出這樣的指示。

基於這個因素，在日照縮短的這段期間，多吃的食物比較容易被身體儲存起來，所以最好少吃加工食品或添加物較多的食物。空氣一乾燥，唾液的分泌量也相對減少，變得很想吃重口味，在選擇飲食時要特別留意。這種寒冷時節會傾向於儲存、收藏的狀況，中醫稱為「閉藏」。

在多愁善感的這個時節，延續9月肺偏弱的狀況，容易產生感傷寂寞，對未來不抱期望的悲觀情緒。一旦寂寞感湧現，就會過於依賴他人，或是講些沒必要說出口的話，進而引發麻煩。

喚醒為了求生不可或缺的「味覺」

在「閉藏」期間，最好少吃含有添加物的加工食品。所謂的保存食品或調味料，原本是指長時間燉煮食材，或者讓食材經過熟成、發酵後得以長久保存。在這些以延長食物保存時間為目的的調理過程中，已經有各種菌類分解食物、產生鮮美滋味，或是讓人體能完整地吸收各種營養素，所以根本就不需要防腐劑之類的添加物。話雖如此，但這種製作方式耗日費時，萬一保存不良，還會孳生壞菌使食物腐敗。現代人貪圖方便，於是利用添加物讓食物變得美味，或是藉此延長保存期限。

為了延長保存期限而使用的添加物當中，用以避免食物腐壞變質的就是抗菌劑。這種會連好菌也一起殺光的添加物一旦吃進肚子裡，對腸內的細菌也會造成殺傷力。此外，為了提鮮而添加的化學調味料，澱粉、葡萄糖等大量醣類，會使人味覺遲鈍，口味也越吃越重。一旦吃了對腸道有益的食物，反而覺得淡而無味，甚至難以入口。

生物都會本能地想吃對身體有益的食物以延續生命，所謂的「情感」，正是源自為了維持生命的「食欲」。若是違反這種生物本能，老是吃些有礙健康的東西，每天的飲食別說是維護身心健康了，就連要藉此延續生命，恐怕都大有問題。

因此，這個月不妨努力一點，試著自己下廚，別再吃那些會傷害腸道、讓味覺變得遲鈍、使身體無法吸收營養的加工食品。

「拜託，每天的壓力已經夠大了，哪還有精神下廚啊，麻煩死了！」或許有人會這樣想吧？但是，越感受到壓力，就越會想吃加工食品。一開始，大家不妨就從比較簡單的調味料入門吧。

透過切菜這種單調的動作，以及將心中構思的料理實際做成一道菜，都能有效消除壓力、轉換情緒。做出料理後的成就感，也可以刺激多巴胺分泌、帶來激勵，讓人更有意願和動力去多方嘗試。

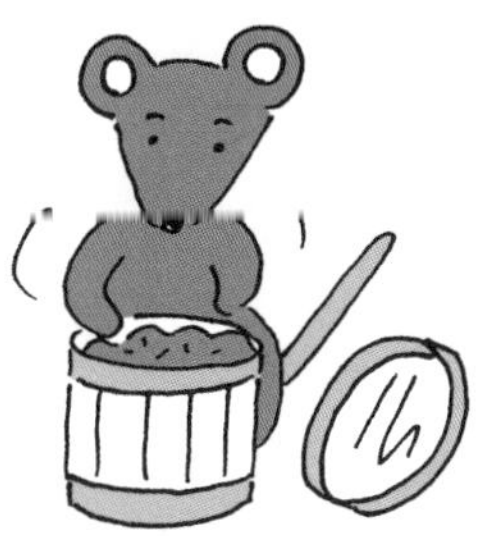

11月的緊急小幫手

甘酒是「喝的點滴」，可以取代砂糖

帶有溫和甜味的發酵食品——甘酒，營養豐富，堪稱是「喝的點滴」。不少人會在夏天喝甘酒來對抗暑熱；做菜時，也可用甘酒來取代砂糖。甘酒的甜味較溫和，用量大概是砂糖的一倍，就能達到差不多的甜度。

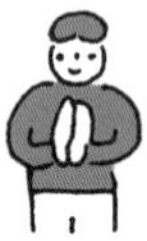

11月的護身小常識

按摩肚子刺激腸道，避免毒素累積

大腸是依循升結腸、橫結腸、降結腸的順序，自腹部的右下方以順時針方向蠕動。糞便是從腸道的下方往上、然後橫向前進，最後再往下移動，除了往下移動時，其他時候大腸都必須很努力地蠕動！糞便最容易卡在轉角的地方，一旦卡住了，毒素便會漸漸在腸道內累積。除了腸道，四周的血液與淋巴循環也會變得滯礙難行，進而造成身體浮腫、畏寒等症狀。

這時可以透過按摩腸道，給予適當的刺激。只要依照以下的順序，用手指揉動肚子：**右腰骨上方→右肋骨下方→左肋骨下方→左腰骨上方**。大家不妨趁著洗澡時順便做這個腸道按摩運動，但要避免在餐後一小時內做。

◆注意甘酒的種類

甘酒的種類眾多，選購時要特別注意。甘酒可以分成「以米麴製成」或是「以酒粕、砂糖製成」。如果是用來取代砂糖，就選擇以米麴製成的甘酒，而且購買時要看看成分表，挑選無砂糖的產品。甘酒可冷凍保存，利用製冰盒分裝起來，使用更方便。

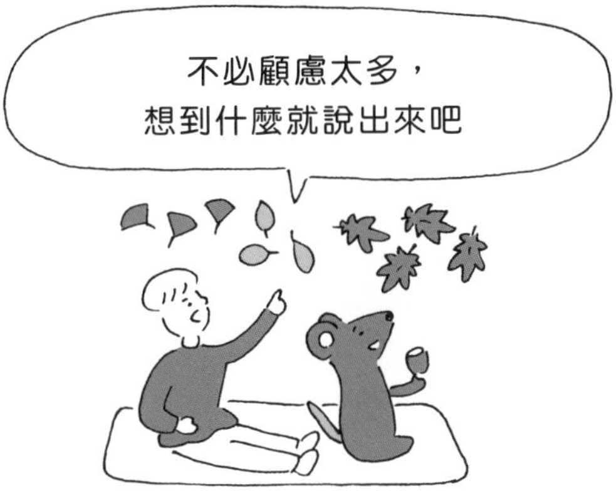

你的想法要是不說出來，就沒有人知道，也不會有人理解。老是認為自己的心思沒人懂，現實世界總與自己的想像背道而馳，只會將自己逼入「沒有人理解我」的絕境，深陷孤單與寂寞，無可自拔。

在這個月，何不向自己伸出援手，跳脫這個無間地獄？就從身邊能做的事開始，慢慢改變吧。

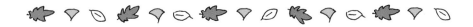

「我就是喜歡一個人生活！」注意自己是否太逞強了

【高湯 × 關東煮】

善用高湯，為心緒與生活打下重整的基礎

雖然在曆法上已屆立冬，不過距離真正的冬天還有點早。正所謂「小春日和」，有時候白天還是滿溫暖的，但在沒有日照的地方或夜間，氣溫就會驟降。秋季偏弱的肺，會因為這樣的冷暖溫差，覺得內心更加空虛。此外，11月開始會像是準備進入冬眠般，特別想吃東西。除了囤積食物，許多不滿或想法也都埋藏在內心，甚至產生「算了，一個人反而樂得輕鬆」的孤僻情緒。

因此，11月第1週的食療計畫，建議大家多利用緩和情緒、對腸道或身體相對較溫和的「高湯」。對某些人來說，日式料理常見的高湯似乎很不容易做，但其實沒有想像中困難，不妨趁著這段期間，養成利用高湯的好習慣吧。自己做的高湯，就是最天然的健康食品，不但有益腸道健康，還能攝取到維生素B群、維生素D等心所需的養分。

用臀部走路，運動下半身肌肉

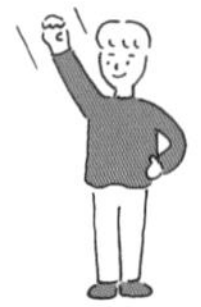

早晨醒來後坐在床上，兩腳往前伸直。接著以臀部肌肉使力，往前推進10步，再往後倒退10步。以往前往後為1組，共做3組。這個運動可矯正歪斜的骨盤，並且運動到體幹及下半身肌肉，有助於改善便祕、畏寒等症狀，還能緩解腰痛。

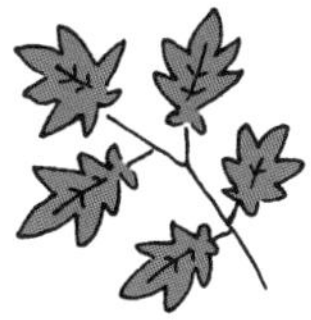

第 1 週
11/1 → 11/7

◆ 適合本週的好食材 ◆

高湯
（昆布・小魚乾・乾香菇）

將昆布（133頁）、小魚乾搭配乾香菇（65頁）做成高湯包，這個組合能讓心獲得均衡的養分。將約5公分長的昆布，與4、5條小魚乾和1朵乾香菇放入袋內。在500 ml的瓶內裝入水及高湯包，置於冰箱冷藏1晚。做好的高湯大概可以保存3天。

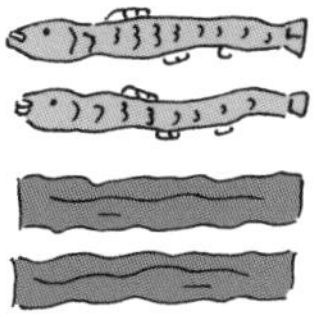

◆ 搭配使用的好食材 ◆

關東煮

試著在高湯裡加入醬油及味醂調味，做個關東煮。以自己做的高湯煮成的關東煮，風味特別細緻。白蘿蔔、雞蛋、蒟蒻、烤豆腐、香菇等食材，提供了營養均衡的蛋白質和膳食纖維；至於醣類含量較高的魚漿製品，就少放一點吧。

持之以恆的小技巧

高湯包可以一次多做一些，要用的時候就很方便。每晚浸泡，早上起床時就有高湯可用了。高湯包內的食材可以取出加進味噌湯，或是加醬油、寡糖煮成佃煮[1]，都很美味。

註1：將魚類、海藻等加上醬油、味醂、砂糖，以小火熬煮至湯汁收乾，呈現濃稠風味的日式常備小菜。

◆ 如何處理小魚乾？

如果覺得小魚乾的內臟及魚頭有苦味，可以事先摘除。

趁著氣候穩定的此刻，好好調整身心步伐

【香料醬油×鰤魚】動手做發酵調味料，在專注中自然放鬆心情

常因氣候變化而容易頭痛或全身無力的人，在這個相對比較穩定的時節，身體也會覺得舒服一些。

在這段期間，日出較晚、日落較早，情緒傾向內縮，根據中醫理論，剛好位於「陰」的正中間。屬「陰」的期間會持續到明年3月，這時不妨放寬心，配合季節的特性，培養一些興趣或自我進修。要注意別太逞強，凡事都只想一個人硬撐。

因此，11月第2週的食療計畫，推薦大家可以做些香料醬油或醬油麴。醬油麴的熟成時間大概要1星期，所以隔週就可以吃了。這種適合儲存的料理製作容易，對身體也好，料理的過程中因為心無旁鶩，在趨於內縮的這段時期反而可以放鬆心情。調製有益健康的調味料，創造與自己相處的時光，稍微花點心思，就能順利度過即將來臨的漫長冬季。

身體呈伏地挺身的姿勢，以兩肘與兩腳於4個點撐住身體。背部打直，臀部不要往上翹起，維持這個姿勢30秒，早晚各做2次。這個棒式運動可以鍛鍊腹肌，調整內臟的位置，緩解便祕症狀。

早晚做棒式運動，鍛鍊腹肌、調整內臟

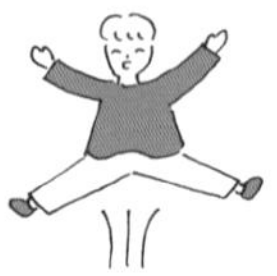

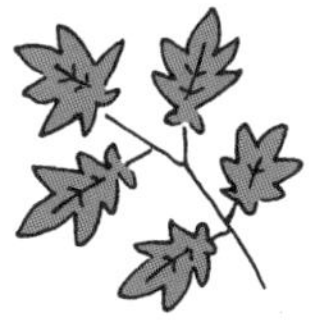

第2週 11/8 → 11/14

◆適合本週的好食材◆

香料醬油

醬油屬於發酵食品，含有豐富的鉀、鈣、鐵、鋅等礦物質，也有極佳的殺菌作用，能延長食物的保存期限。

在一般醬油裡加入薑、大蒜、八角、昆布、胡椒等任何喜歡的辛香料，做出自己專屬的香料醬油，可運用於各種菜色。香料醬油大概花1天就能做好，後續的使用方式也很簡單，不妨養成習慣，在週末假日試著動手做做看。

隔週即可使用的醬油麴

材料

◆醬油：200cc
◆麴：200cc

作法

1 將所有材料放入保鮮盒內，攪拌均勻，置於常溫下。
2 隔天水分若稍微變少，可加入少許醬油補足。
3 接下來的1週內，每天攪拌1次，置於常溫下保存。
4 完成！放在冰箱可冷藏3個月。

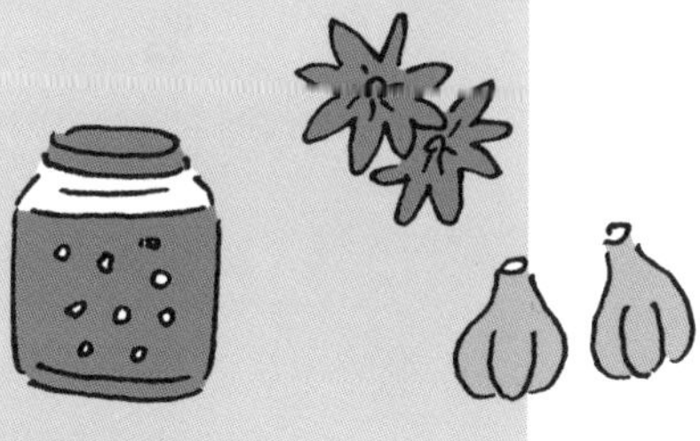

◆搭配使用的好食材◆

鰤魚

把鰤魚泡在香料醬油裡，來做一道醬漬鰤魚吧。鰤魚含有蛋白質、維生素A、維生素D、維生素B和礦物質，營養十分均衡，DHA、EPA等Omega 3脂肪酸的含量也是魚貝類中的佼佼者。

◆八角

又稱「大茴香」，具有散寒溫裡、散寒止痛、理氣和胃等功效。所謂的「理氣」，是指改善氣滯症狀。調味料五香粉中也含有八角，覺得動手做香料醬油太麻煩的人，做菜時也可以試著加點五香粉，許多料理都很適合這一味。

◆大蒜

大蒜富含維生素B群及礦物質，蒜胺酸則具有超強的殺菌作用，還能促進血液循環、改善畏寒等症狀。

積累已久的心失調成因，就趁現在清除乾淨！

【醬油麴×綠花椰菜】用上週做的調味料搭配維生素C，恢復心的元氣

在乾燥的空氣中，流感等流行性疾病也快要開始傳播了。年底這陣子總是公私兩頭忙，不是要聚餐，就是得去人多的地方，除了推不掉的應酬之外，最好盡量待在家裡吃飯，放鬆一下身心，同時做好健康管理。

特別乾燥的這個時節，除了肺相對比較虛弱，也不太容易感受到快樂或幸福。即便連假即將到來，或是年底有各種熱鬧的活動，有些人還是提不起勁，一整天的情緒都很低落、憂鬱。**這種時候，就該為容易受壓力影響的腸道、腎上腺、肝臟好好排毒了。**

因此，11月第3週的食療計畫，建議大家多吃有助整腸、富含維生素C的食材，讓腎上腺順利分泌皮質醇，消除因壓力產生的活性氧，做好身心排毒，以預防秋季的不適症狀。

走一段與平常不同的路，有助於轉換心情。早上提前出門，繞道神社或寺廟走一走，還能順便做日光浴，調整生理時鐘，讓身心更健康。

去神社、寺廟、公園，隨興走一走吧

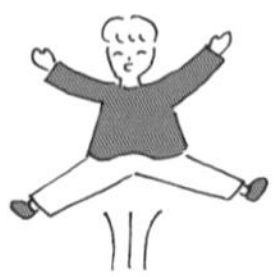

第3週
11/15 → 11/21

◆適合本週的好食材◆

醬油麴

上週我們就做好了醬油麴，麴菌代謝時，會製造維生素B_1、B_2、B_6、菸鹼酸、泛酸、肌醇、生物素等維生素，它也能成為乳酸菌的食物，增加好菌，調整腸道環境。

將醬油麴加在牛肉、豬肉、雞肉裡，可使肉類變得軟嫩，幫助消化。

推薦大家不妨搭配綠花椰菜，來做一道「醬油麴拌花椰菜」吧。

◆搭配使用的好食材◆

綠花椰菜

綠花椰菜含有許多心所需的養分，還能有效預防感冒或流感。負責分泌皮質醇的腎上腺，是必須消耗大量維生素C的臟器，而綠花椰菜的維生素C含量比檸檬更多，可以充分供給。

綠花椰菜還含有β-胡蘿蔔素、維生素B群、維生素E、膳食纖維、鈣、鉀、鎂等，可促進肝臟健康，豐富的蘿蔔硫素還能改善胰島素阻抗的問題。

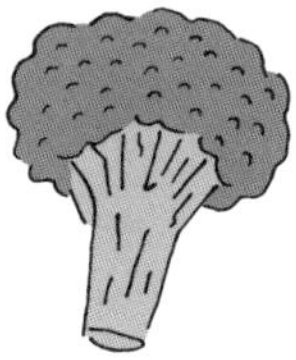

持之以恆的小技巧

如果覺得做醬油麴太麻煩，也可以改吃其他發酵食品。各大超市都有販售味噌、鹽麴，只要抹在肉品或魚類上煎熟，就是一道簡單又美味的主菜。也可以一次多買一點食材，以發酵食品醃漬起來備用。

◆經常使用醬油麴

醬油麴可用以取代砂糖或味醂、醬油、味噌。不需要高湯也不需要味噌，只要以10倍熱水稀釋醬油麴，就是一道簡單的「味噌風味湯」。忙碌的時候也能輕鬆做好菜，真是太方便了。

敞開頑固執拗的心，重現柔軟與開朗

【手作調味醬】居家常備調味醬，滿載心所需要的營養

在這段期間，低氣壓的到訪導致自律神經失調，加上處於內縮的「陰」時期，心情低落，目光也變得短淺，容易聚焦在單一事件，一點小問題也會耿耿於懷、焦躁不安；而寒冷的氣溫對身體造成壓力，整個人也常會緊張兮兮。氣壓的變化加上溫差，將自律神經搞得暈頭轉向。12月即將擔負重任的腸胃，在11月的此時就快要精疲力竭，心當然也跟著亂了套。

因此，11月第4週的食療計畫，建議大家調整自律神經，避免使其過於亢奮，同時做一些對腸胃比較溫和的調味醬。

市售的調味醬有很多都添加了葡萄糖、植物油來增添風味，但這些成分很容易讓心發炎。想要多吃點蔬菜，結果淋了一堆這樣的醬料，反而得不償失。

自己製作的調味醬，除了常保新鮮，還能按照喜愛的口味特製，也沒有額外的添加物，吃起來不油不膩，更不會干擾食材本身的滋味，大可放心使用。

緊張的時候，肩膀及臼齒容易緊繃，牙齒就會緊咬在一起。要有意識地鬆開牙齒，避免牙關緊閉，幫助身體盡量放鬆、減輕負擔，心情也會更輕盈。

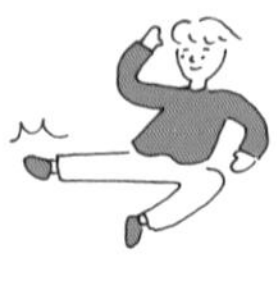

第 4 週

11/22 → 11/28

◆適合本週的好食材◆

手作調味醬

醋、薑、檸檬、藥草、亞麻仁油等都具有抗菌、抗氧化、抗發炎的作用，不妨利用這些好食材，動手做醬料吧。以下就介紹4種方便又美味的醬料食譜。

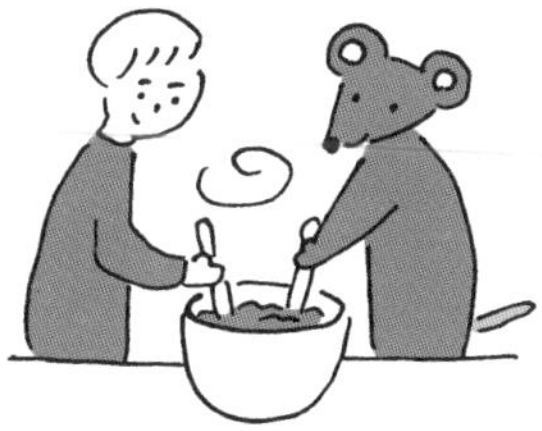

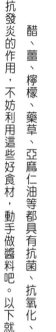

醃漬液

材料

◆醋：80cc
◆亞麻仁油：60cc（紫蘇油、橄欖油亦可）
（醋：油＝4：3）
◆寡糖、香草鹽、胡椒可隨個人喜好添加

將切薄片的洋蔥泡在醃漬液中，洋蔥調味醬就完成了。

薑汁香檸醋

材料

◆醬油：50cc
◆醋：40cc
◆味醂：30cc
（醬油：醋：味醂＝5：4：3）

以下隨個人喜好添加
◆昆布：3公分左右
◆薑汁、檸檬汁、柴魚片

美乃滋的替代醬料

材料

◆醋：1大匙
◆嫩豆腐：半塊
◆白味噌：2大匙
◆亞麻仁油：4大匙

將所有材料放入攪拌器打成泥，即可輕鬆完成美乃滋的替代品。

芝麻醬

材料

◆白芝麻：3 大匙
◆醋：1大匙
◆醬油：1大匙
◆寡糖：1大匙

把所有的材料混合均勻就完成了！

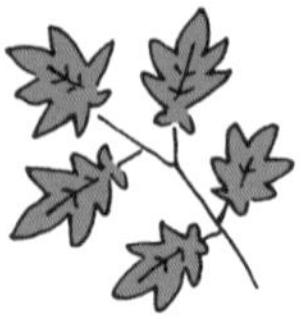

最後一週

11/29 → 11/30

11月的身心回顧

覺得「好想吃喔」的味道，正是維護心之健康的關鍵

自製調味醬之後，是不是覺得味覺也慢慢有了改變？至於醬油、味醂、鹽、味噌等基本調味料的選購方法，請參考50頁的說明。

自己在調製醬料時，「試著用這個產地的材料做做看」、「這個好像可以搭配那個食材喔」……就像這樣，想讓食物更好吃的心得不斷湧現，也是一件樂事。

此外，自己製作的高湯凝聚了各式各樣食材的鮮美風味，不但營養價值高，也容易被身體吸收利用。

趁著這個月試試，若覺得可以持續下去，再進階挑戰其他的食材搭配。多做一些備用，也能讓食療計畫更加豐富。至於那些對心有害的火鍋料、即食罐頭、調理包、冷凍食品……就別再吃了吧。

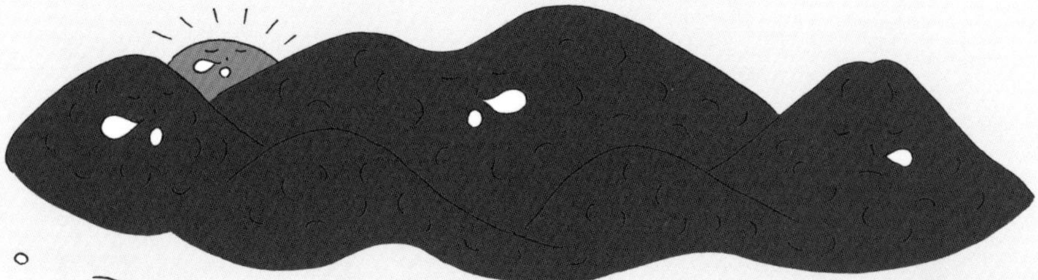

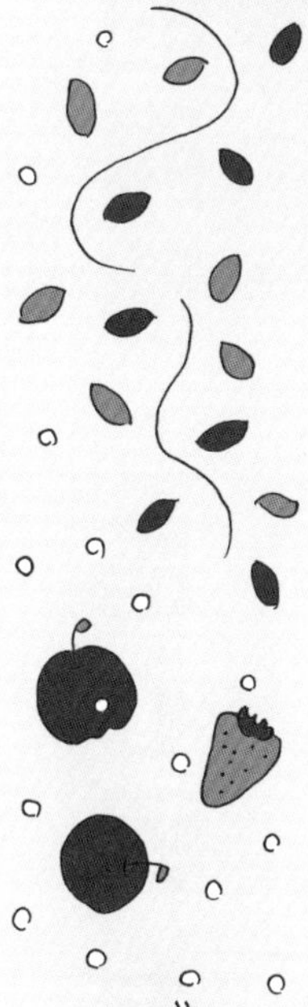

12月

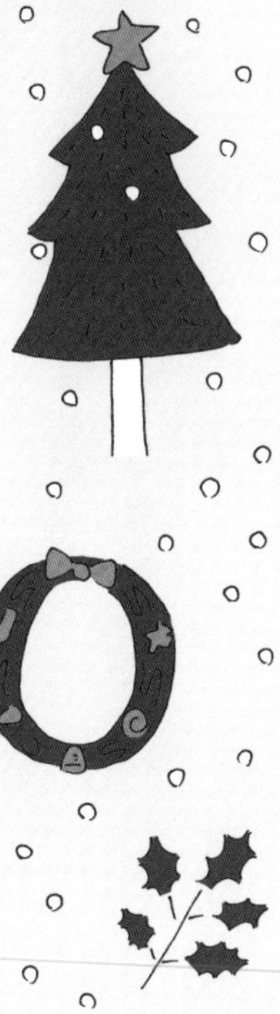

由秋轉冬

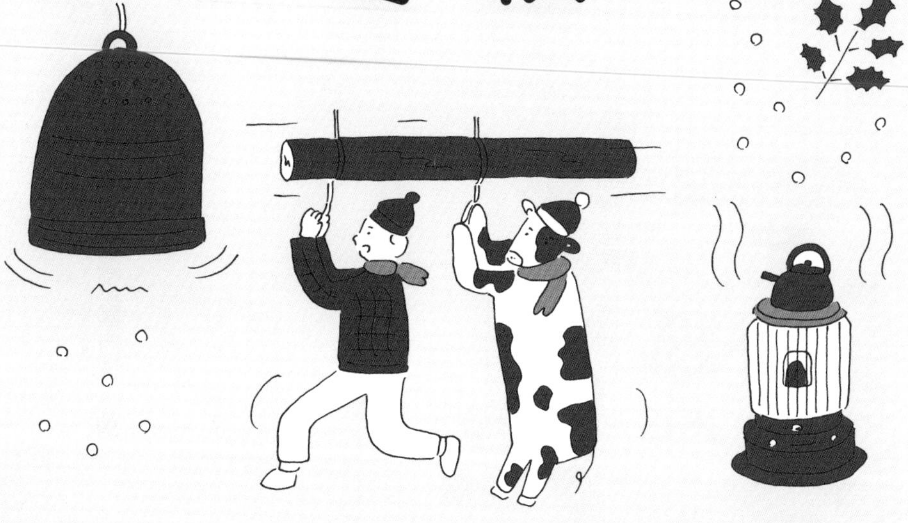

12月
溫暖的腹部，是心與消化的支柱

寒冷的冬天來臨了，
年終之際，外食的機會大增，
在一年即將結束的這個時刻，
更要讓心繼續開朗明亮。

一年當中日照時間最短的「冬至」就出現在這個月，
這段期間很容易凡事都往壞處想，
出門在外或是與人交談，也經常感受到壓力。
為消化系統打造堅強的後盾，就能避免這樣的情緒出現。

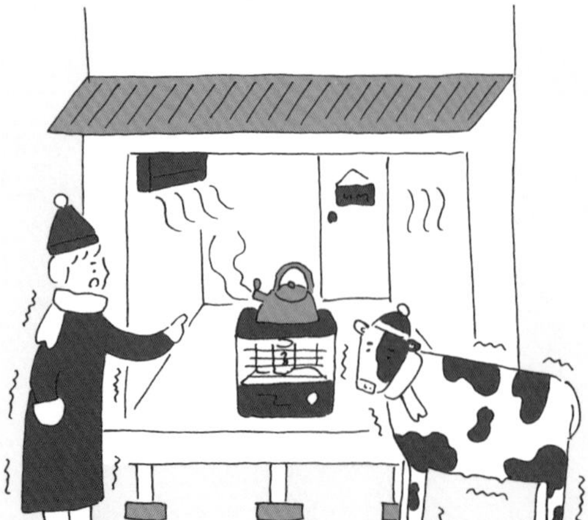

低溫加上外食增加，腸胃就快要吃不消

12月將要迎接日照時間最短的冬至，氣溫更低了，冬天的感覺也一天比一天濃厚。中醫認為這個時期的腎較弱，容易恐懼或受驚。再加上天氣寒冷，血液循環不良，連帶影響了腸胃運作，消化與吸收能力都比較低下。

此外，12月有許多活動，像是年終尾牙、耶誕餐會等，外食及與人碰面的機會增加，**平日的飲食、睡眠等生活作息全被打亂，腸胃也跟著遭殃。中醫將這種情況稱為「脾腎陽虛」，因為體溫偏低，導致消化能力欠佳，情緒陷入低潮，凡事也容易往壞處想。**

不過既然參加了活動，就想辦法樂在其中吧。這個月如果遇上必須外食的時刻，就把它當成是「不得不」的應酬，等到獨處或在家的時候，再認真執行食療計畫，努力養成飲食好習慣。

精製醣類會無端損耗心的養分

12月就盡量少吃精製的醣類吧，白米、麵粉、砂糖都屬於這類食物。這些醣類在精製的過程中被刻意除去大部分的膳食纖維、維生素、礦物質等重要營養素，會無端致使安定心神的胰島素、皮質醇、腎上腺素、升糖素等各種荷爾蒙不斷分泌，最終造成失控，讓心也受到擾亂。

此外，為了合成這些荷爾蒙，還必須消耗胺基酸、維生素B群、鋅、鎂等礦物質及脂肪酸。也就是說，**這些精製的醣類不僅會造成心緒失調，還平白無故消耗掉了心所需要的養分，引發恐慌、憂鬱等症狀**。

因此，建議大家在這個月裡要攝取糙米、蕎麥粉等未精製的醣類，同時多吃蔬菜、水果。

腸胃藥吃太多，可能會壓迫身心

這段期間，由於外食機會增加，腹脹、胃痛等不適症狀也陸續出現。很多人**都是以吃腸胃藥（制酸劑）來解決，但這種藥吃太多會導致胃酸分泌不足，心所需要的礦物質等營養素，也就無法順利被人體吸收。**

礦物質是心所需的養分之一，由於食物中的礦物質大多會與蛋白質結合，為了攝取礦物質，必須利用胃酸先分解蛋白質。然而，有些腸胃藥可能會削弱腸胃的消化能力，間接使身心受損。

在12月這個容易心浮氣躁的時期，交感神經活絡，腸胃運作較為遲緩，有時還會「吃太快」或是「邊吃邊做別的事」，都使胃酸的分泌量減少。那些應該被胃酸殺死的害菌一路來到了腸道，由於細菌增加，肚子就會脹氣。與其經常服藥，不如養好腸胃，為身體打好基礎，讓腸道順利地吸收礦物質。

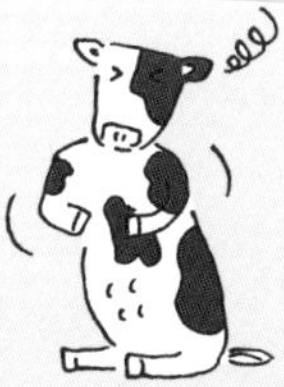

◆腸胃不適時，可多利用中藥

雖然已經很注意飲食內容，但在當前這個非常時期，腸胃疼痛的機會還是比平常多。大家可以先跟醫師討論，再來試試這些中藥方：

・吃太飽：「半夏瀉心湯」
・酒喝太多：「五苓散」
・腹脹、噁心感：「柴胡桂枝湯」
・畏寒、腹痛：「安中散」
・體寒造成腹瀉：「真武湯」
・胃炎及口內炎：「黃連解毒湯」

12月的緊急小幫手

每天1顆酸梅，能促進食欲、幫助消化

大家可以嘗試每天吃1顆酸梅，泡在茶水或熱開水中飲用，或是直接吃都行。肚子脹氣或食欲不振時，吃酸梅能促進胃酸分泌、幫助消化。酸梅含有枸櫞酸、蘋果酸、琥珀酸、酒石酸等多種有機酸，可以更有效率地製造能量，緩解消化不良的症狀，讓身體恢復元氣。此外，光是看著酸梅就會分泌唾液，而唾液中也含有消化酵素。要注意的是，如果是從胃部湧上酸味造成的反胃感，吃酸梅會有反效果！

12月的護身小常識

將暖暖包貼在肚子上，改善腸胃功能

脹氣或消化不良時，可以在胸口與肚臍之間貼上暖暖包，或定期以手溫熱這個部位，有助於改善腸胃功能。按摩「中脘」穴，也能促進腸胃正常運作。

◆酸梅要如何挑選？又該怎麼吃？

請選擇沒有添加蜂蜜或糖漿等甜味劑或添加物的酸梅。如果想瘦身，可以將酸梅加熱後食用。酸梅經過加熱，其中的香草醛會增加，有助於燃燒脂肪。

◆中脘穴

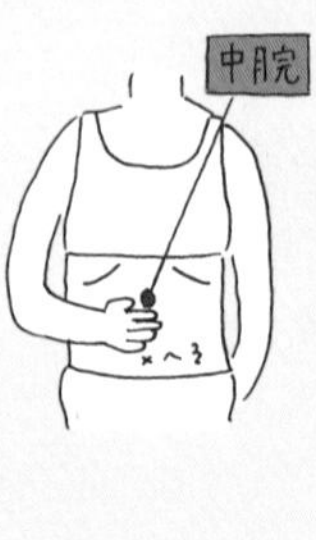

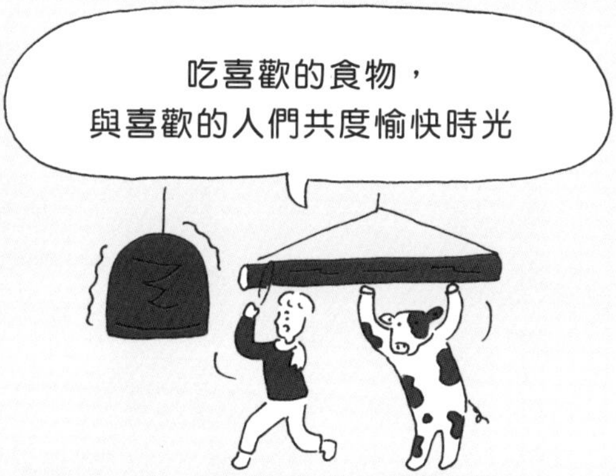

這個月有不少機會可以和一年來承蒙照顧的人們一起吃飯。在今年即將結束之際，不少事情都進入收尾階段，工作得做個了結，家裡也要打掃整理，偶爾還要臨時出門辦事，實在手忙腳亂。

因此，12月最需要注意的就是「攻守」兼顧。出門在外時可以隨意「進攻」，吃任何喜歡的食物；在家時則要盡力「防守」，力行健康飲食以守護腸胃。努力讓心更堅強，學會臨機應變，同時也能處之泰然。

冬天的睡眠節奏不可亂！打造不動如山的沉穩身心

【山藥×味噌湯】除了補充氣力，還要幫助消化

延續11月的山茶花梅雨，在真正的寒冬降臨前的這段期間，有時還滿容易情緒低落。山茶花梅雨季雖然比6月的梅雨季稍短，但同樣有氣壓變化，天候很不穩定。好不容易熬過這段梅雨季，接著又得面臨最寒冷的冬季。

在中醫看來，濕度高的時候，脾相對變得虛弱，常會胡思亂想；再加上酷寒及低氣壓的侵襲，自律神經紊亂，腸胃功能也疲軟不振。此外，冬天連腎也變得脆弱，可以感覺到身體從內部發冷，情緒龜縮自閉，容易自尋煩惱。**睡眠不足會使腎功能受損，所以平常一定要盡量睡好、睡飽。**

因此，12月第1週的食療計畫，建議大家用心護腎，讓身體保持溫暖，並且多攝取有助消化的食物。

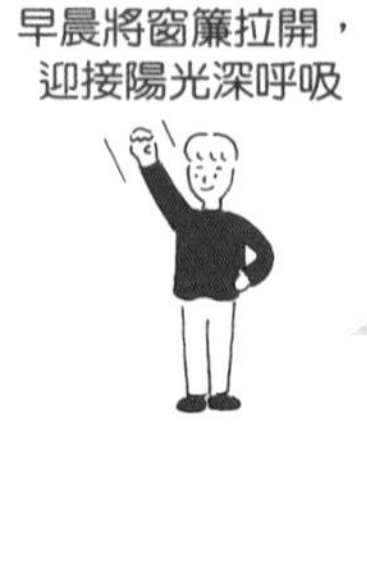

沐浴在陽光下，能幫助身體製造維生素D，促進血清素和帶來喜悅感的多巴胺分泌。在日照時間越短的季節，就更要刻意地「曬太陽」。此外，也可以花5分鐘做做深呼吸。

第 1 週

12/1 → 12/7

◆適合本週的好食材◆

山藥

山藥也是一種中藥材，很適合用來補強冬季較虛弱的腎。尤其冬天吃太飽時，山藥能有效緩解不適。

此外，山藥中的澱粉酶能幫助消化，黏質成分則可以抑制血糖上升，保護胃黏膜；儲藏性蛋白質可以抗病毒，薯蕷皂素具有調整多巴胺的功能，還能增加與皮質醇、性荷爾蒙同樣來自於腎上腺的DHEA（脫氫異雄固酮）。

◆搭配使用的好食材◆

味噌湯

味噌中含有胺基酸及維生素、礦物質等成分。可以將山藥磨成泥，食用前再加入味噌湯裡，熱熱的味噌湯有助於腸胃蠕動，山藥則可以促進消化。要是再加入豬肉，營養就更豐富了。

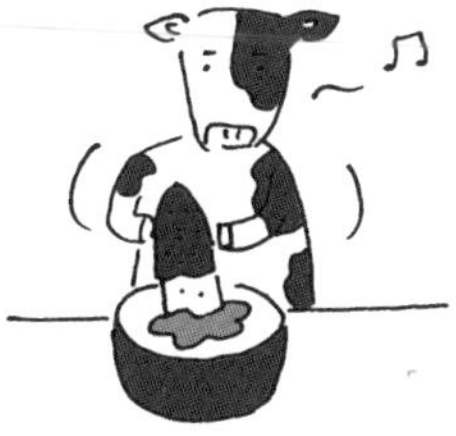

持之以恆的小技巧

山藥必須磨成泥，實在好麻煩，處理時手還會發癢！如果你有這種困擾，那就試試冷凍的山藥吧，網路上就買得到。要養成吃山藥的習慣似乎滿容易的，不妨試著改變一下飲食內容。

◆生食山藥助消化！

未經加熱的新鮮山藥含有比較豐富的消化酵素澱粉酶。消化不良時，可以吃一些生的山藥。

好好吃頓早餐，日常的幸福隨時可得

【燕麥片 × 菇類．綠色蔬菜】飽足又養心的早餐，從腸道開始淨化

樹木逐漸褪去繽紛色彩，身體與大自然都要準備過冬了，寒風陣陣襲來，令手腳又冰又涼。這段時期洋溢著歲末年終的繁忙氛圍，與人碰面吃飯的頻率提高了，跳脫慣常的飲食，偶爾還會引發腹脹感或消化不良。失衡的飲食導致腸胃不適，身體無法吸收足夠養分，長久下來心也跟著營養不良，出現「血虛」症狀。**冬天的腎本來就偏弱，若再加上血虛，會使人更容易焦慮不安，一點小煩惱也被無限放大。**因此，12月第2週的食療計畫，建議多吃既能照顧腸胃、又可讓心獲得充足營養的優質早餐，從腸道到身心都清清爽爽。

◆適合本週的好食材◆

燕麥片

大部分人對燕麥片的印象，就只是泡在牛奶裡吃，其實燕麥片是相當優質的食

◆搭配使用的好食材◆

菇類．綠色蔬菜

在日照較短的時期，各種菇類能提供身體需要的維生素D。綠色的小松菜及菠

腸胃不適時，
可以按壓這個穴道

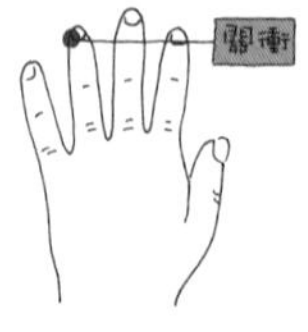

突然覺得噁心想吐時，可以按壓「關衝」穴。這個穴道位於無名指指甲的根部兩側，可按壓到稍有痛感的程度，左右手皆可。

第2週

12/8 → 12/14

材，花不到5分鐘，就能用它做出一道豐盛的早餐。燕麥片同時含有水溶性和非水溶性膳食纖維，以及豐富的鐵、鈣、維生素B群，還能減緩血糖上升速度，提供飽足感又不傷腸胃，很適合做為早餐。

菜等蔬菜，也都含有心的必需營養素——鐵。不妨將這些既能調整腸道環境、又有益於心的食材，加在燕麥片裡一起吃。

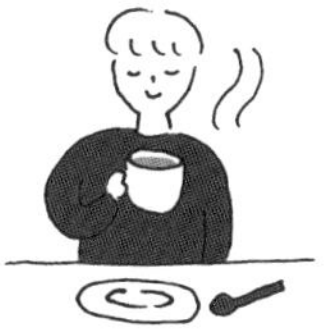

奶油燕麥粥

材料（1人份）

- ◆燕麥片：2大匙
- ◆任何喜歡的菇類（可多放幾種）：150克
- ◆鮪魚罐頭：半罐
- ◆洋蔥：半個
- ◆牛奶：300ml
- ◆水：200ml
- ◆高湯塊：1塊（2小匙）
- ◆鹽、胡椒：少許

作法

1. 將水、高湯塊、洋蔥放入鍋中以小火煮一下。
2. 將鮪魚及切成大塊的菇類放入1煮滾。
3. 將牛奶及燕麥片加入2煮3分鐘，小心不要溢鍋。
4. 以鹽及胡椒調味即可。

番茄燕麥粥

材料（1人份）

- ◆燕麥片：2大匙
- ◆小松菜（或菠菜等任何綠色蔬菜）：3棵（約90~150克）
- ◆綜合豆類：50克
- ◆洋蔥：半個切碎
- ◆番茄汁：200ml
- ◆水：200ml
- ◆高湯塊：1塊（2小匙）
- ◆鹽、胡椒：少許
- ◆起司粉：1大匙

作法

1. 將洋蔥、番茄汁、水、高湯塊放入鍋中，以小火煮一下。
2. 小松菜切小段，與綜合豆類、燕麥片一起加入1，煮3分鐘。
3. 以鹽及胡椒調味，撒上起司粉即可。

◆燕麥實在超優秀！

燕麥片只要加熱3～5分鐘就會變成燕麥粥，除了鍋子，也可以用微波爐烹調，非常簡單。吃完火鍋要煮粥時，也能以燕麥片代替白飯。做焗烤時，就算手邊沒有麵粉或調理塊，也可以用燕麥片來製造濃稠絲滑感。

2大匙左右的燕麥片，就能做出1人份的食用分量。市售的燕麥片都是大包裝，保存容易，可以先買好放在家裡備用，十分方便。

推開「自我厭惡」的絆腳石，享受愉快的年節氣氛

【豆腐 × 高麗菜】顧好腸胃，擺脫歲末的體寒、慌亂與苦悶

冬神駕到，氣壓西高東低，冷冽的空氣使得身體緊繃，肩膀僵硬、頭痛等血液循環不良的症狀陸續浮現。此外，空氣更加乾燥、病菌滿天飛散，感冒、流感也大肆流行起來。

當身體發冷或乾燥時，很容易發生便祕。腸道環境一惡化，就會導致肺氣不足，變得多愁善感，甚至自我厭惡。歲末年底正是最忙碌的時刻，待人接物卻特別容易不耐，心情於是更加消沉；再加上胃痛、脹氣、消化不良等症狀，身心都承受了極大壓力。

因此，12月第3週的食療計畫，希望大家努力讓腸胃與心保持滿滿活力，強化免疫，順利撐過這一年最後的一小段時間。我們可以透過飲食，讓心不會輕易消沉、退縮。豆腐含有心所需的養分，即便腸胃虛弱也能消化吸收，再搭配有助整腸的高麗菜，溫和地為身心做最完善的調理。

有意識地大笑，是免疫良方

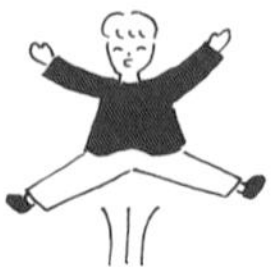

看場喜劇電影，或是有趣的電視節目，放聲大笑吧。笑可以紓壓解悶，還能提升免疫力。

第3週 12/15 → 12/21

◆適合本週的好食材◆

豆腐

根據中醫理論，豆腐具有滋潤身體、改善便祕的功效。豆腐是以磨碎的黃豆榨出的豆漿，加入鹽滷凝固而成的食材，含有蛋白質、鈣、鎂、鐵、鋅等礦物質和豐富的維生素B群，即便腸胃虛弱也能消化吸收，是優質的營養來源。

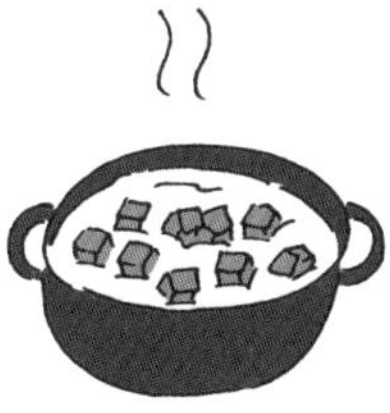

◆搭配使用的好食材◆

高麗菜

煮豆腐湯時，不妨加一些高麗菜。高麗菜含有蘿蔔硫素，可以抗菌、抗發炎，維生素U還能保護腸胃黏膜。

比起新鮮的生高麗菜，高麗菜加熱後的抗氧化作用會提高5倍之多，也更好消化。不過維生素U和維生素C會溶於水，因此記得將豆腐湯也一起喝掉。

持之以恆的小技巧

豆腐既便宜又好用，這週不妨來個「喜愛的豆腐大評比」，去買不同廠牌的豆腐，試試各家的口味，也是挺有趣的活動。

不過，豆腐也有降體溫的功效，因此最好是吃溫熱的湯豆腐，或是加在味噌湯裡；將豆腐微波加熱，再撒上辛香佐料一起吃也不錯。

◆讓湯豆腐瞬間變成人間美味！

湯豆腐是將豆腐以滾水煮過撈出，再沾醬料食用的一種日式料理。很多人印象中的湯豆腐似乎都沒什麼味道，但其實可以加點小蘇打，讓豆腐變成泥狀，口感綿密細滑，瞬間就變成一道美味的料理。搭配的比例則是1塊嫩豆腐使用5克（1小匙）左右的小蘇打粉。

打造鋼鐵般的心，從此不必再冬眠

【南瓜×白蘿蔔】強化免疫、戰勝寒冬，為一年劃下完美句點

太陽行經一年當中的最低點之後，日照時間最短的冬至也已過去。太陽對人類深具影響力，包括遺傳基因、維生素D等都受其左右。人體為了度過寒冬，會囤積大量食物，身心也自動進入「休息模式」，這種狀況會維持一小段時間，接著就正式邁向準備冬眠的「閉藏」時期。然而，**我們可不能就此進入睡眠模式，而是要藉由食材強化身體的基本功能，提升消化力和免疫力，讓血液循環暢通無阻。**

在這段閉藏期間，情緒趨於內縮，喜怒哀樂的反應較為遲鈍，難得開心、愉悅，反而容易鑽牛角尖，性情固執又拗脾氣。年底畢竟有許多耶誕節之類的節慶活動，大家一定要好好維持身心健康，才能歡喜地出門參與。

因此，12月第4週的食療計畫，希望大家能強化免疫力，順暢血液循環，改善消化功能。身心強健了，即使在嚴冬中出門，也完全不怕寒冷。

冬至到了，
就是要泡柚子澡

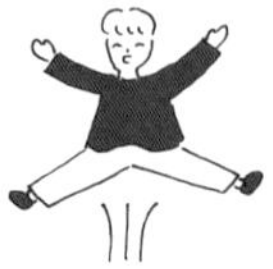

在浴缸裡放入一點柚子，悠哉地泡澡，可以改善血液循環，活絡副交感神經，柚子的柑橘類香氣還能緩解壓力。將柚子皮切碎，與鹽層層交疊裝在瓶子裡，蓋上蓋子放置約一個月，就完成了自製的芳香罐，怡人的香味可以持續很長時間。

第 4 週
12/22 → 12/28

◆適合本週的好食材◆

南瓜

南瓜能保護黏膜，增強抵抗力，有極高的抗氧化作用，還能改善血液循環，幫助消化。南瓜的整顆果實從果肉、果皮到種子，都富含心所需的營養素，包括β-胡蘿蔔素、維生素C、維生素E、維生素B群、鉀等。尤其是β-胡蘿蔔素和維生素E的含量，在蔬果中更是名列前茅。

◆搭配使用的好食材◆

白蘿蔔

白蘿蔔含有消化酵素澱粉酶，因此有助消化。此外，屬於十字花科的白蘿蔔也含有抗發炎的異硫氰酸酯，可以搭配南瓜做成「蘿蔔泥燉南瓜」。

持之以恆的小技巧

據說冬至時吃南瓜會帶來好運，因此南瓜也被納入「冬至七草」之一。既然如此，大家不妨在一年的最後吃些南瓜，為自己求個好兆頭吧。

所謂的冬至七草，是指①南瓜；②蓮藕；③胡蘿蔔；④銀杏；⑤金柑；⑥寒天；⑦烏龍麵；這幾種食物的日文發音都帶有鼻音ん，ん的發音和「運」字相同，再加上這是日文四十七個假名中的最後一音，正所謂「一陽來復」，取其「厄運已至尾聲」之意，象徵否極泰來。

◆南瓜種子營養多

南瓜籽富含抗氧化的β-胡蘿蔔素、維生素E和鐵、鋅等礦物質，當中的胺基酸——南瓜子胺酸，還有改善攝護腺肥大、雄性禿、排尿困難等功效。吃南瓜時把剩下來的籽留著，稍微煎烤一下就可以吃。

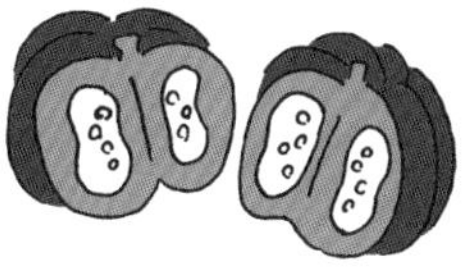

最後一週

12/29 → 12/31

12月的身心回顧

只要結局美好，一切就值得了

一年將盡，只要最後能圓滿結束，不論來時路走得多麼辛苦，一切都值得了。

此時此刻，若是能為這一年來獲得的成就而欣喜，並且對未來的一年充滿期待，就是最幸福的事。

新年期間很容易晚睡晚起，希望大家能盡量保持生理時鐘的正常節奏，讓心維持安定。這個月介紹的燕麥片很適合當早餐，相信大家都學會如何煮燕麥粥了，作法實在簡單且費時不多，不妨將它納入早餐的基本選項吧。

再過不久，今年就要結束了。這一年裡經歷的一切，都是自己最寶貴的時光與經驗。

「也曾經發生過那種事呢！」且讓我們對過去釋然一笑，然後好好迎接「福氣滿盈的新年」吧！

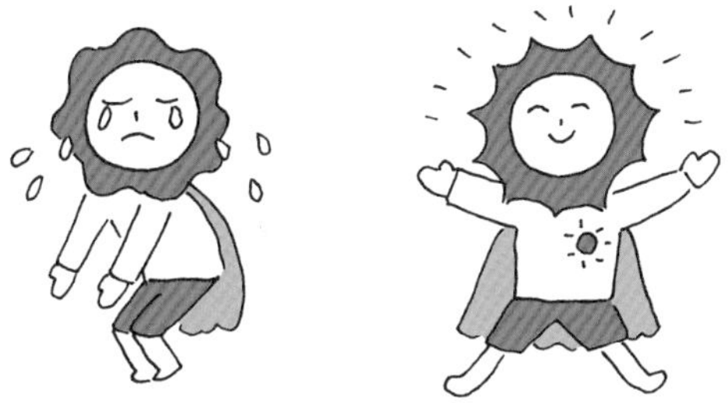

〈結語〉

盡己所能，打造永遠樂在當下的心

根據中醫理論，生病之前的狀態稱為「未病」。因此在未病階段，就要認真擬定因應的對策。我寫這本書的目的，正是希望它能成為大家善用的工具，在罹患憂鬱症之前的未病階段，幫助心度過難關。

當生活步調亂了套，工作忙得焦頭爛額，或是環境出現重大變動，任誰多少都會有點心緒失調的感受。當然也有極少數的人能夠處之泰然，完全不受影響，但我們畢竟是人，內心一定會有所動搖。

以西醫來說，通常會憑著對個別症狀的判斷而給予藥物治療，像是避免沮喪的藥、安定情緒的藥，或是吃了之後讓檢查數值恢復正常的藥。當然，這些藥也救助了許多人。不過，人體內所有系統都是彼此連動的，只針對出狀況的某個部分處方用藥，並無法全面、徹底緩解身心的失調。

中醫則認為，精神上的問題與各個臟器皆有關連，所以不能只針對惡化的症狀給予緊急處置，而必須考量全身、整體的平衡，再判定要如何因應。

中醫和飲食療法確實不像西醫具有完整的醫學根據，但真的也有許多人透過這樣的療養改善了不適症狀。中醫是自古流傳的學問，在諸多醫學派別中始終未被淘汰而保留至今，甚至成為有保險給付的醫療方式，繼續為人們服務。對於現代醫學尚未完全確立治療方法的心理、情緒問題，運用飲食和緩地調養，或許會比只是服藥更為有效。

現在的你，在生活中是否曾為自己未來的健康著想？

我們的身體會隨著年齡增長，越來越不靈活，卻無法更新替換。經過明天、明年、五年、十年、三十年，只會一天比一天老化，轉頭向後的動作變慢了，脾氣變得執拗，記憶力也漸漸衰退。與其終於意識到自己老了才驚覺事態嚴重，想要「做些什麼來補救」，倒不如趁現在就著手改善，反而相對容易。

對於身心的失調視若無睹，白白虛擲光陰，等到上了年紀，就只能眼睜睜看著自己衰退下去……未來能否過著身心健康的生活，端看現在的你如何行動。

生活在這個時代，飲食多元、交通便捷，很多事情在家裡就能完成，這是我們專屬的幸福。從前的人做什麼都很不便、選擇性也少，但即使處於劣勢，還是能維持一定程度的健康。反觀現代人，若是無法自主判斷、適時行動，想要保有健康的身心反而更加困難。

在這個選擇多樣、便利又自由的時代，我們更應該具備一定的基本知識，好好守護、照顧自己的身心。

就趁著這輩子最年輕的「當下」開始行動、養成習慣，一步步調養自己的身體吧。越早開始，越容易將這些習慣自然融入日常，身體也能更快修復，或是少累積一些惡習。

想想自己「當下」能做些什麼，並且採取行動，「及時行樂」地過著元氣十足的每一天。這本書若是能幫助大家促進身心的強健、減少生病的機會，便是我最大的榮幸。

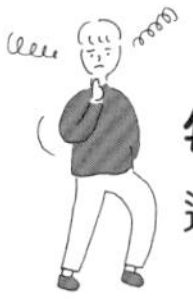

每週解憂食材速查表

這週適合吃什麼，才能吃出滿滿活力和美麗心情？

	週次	適合的好食材	搭配的好食材	參考菜色	頁數
1月	1/1~1/7	菇類	雞蛋	味噌漬蛋黃	064
	1/8~1/14	木耳	蝦	木耳蝦仁炒蛋、木耳蒜頭蝦	066
	1/15~1/21	魩仔魚類	紫蘇		068
	1/22~1/28	沙丁魚	大蒜		070
	1/29~1/31	◆對冬季偏弱的腎有益：蝦、羊肉、肉桂、黑豆 ◆對日照不足有益：木耳、菇類、小魚乾、雞蛋 ◆對腸道有益：紫蘇、昆布、高麗菜、海帶芽、山藥			072
2月	2/1~2/7	魷魚（乾）	泡菜	泡菜炒魷魚	080
	2/8~2/14	豆漿	醋	黑醋豆漿、鹹豆漿	082
	2/15~2/21	肉桂	可可	肉桂可可飲	084
	2/22~2/28	薑	桑葉	桑葉薑茶	086
	2/29	◆對冬季偏弱的腎有益：魷魚乾、核桃、毛豆 ◆對腎上腺有益：岩鹽、鹽鹵、青背魚、梅乾 ◆對腸道有益：紫蘇、昆布、高麗菜、海帶芽、山藥 ◆對心有害：巧克力、蛋糕、咖啡			088
3月	3/1~3/7	牛肉	發酵食品	鹽麴牛肉、泡菜牛肉	096
	3/8~3/14	貝類	檸檬	酒蒸貝類、醋漬貝類、檸香小松菜炒帆立貝	098
	3/15~3/21	章魚	洋蔥	生章魚片洋蔥冷盤、醋漬洋蔥海帶芽章魚	100
	3/22~3/28	雞肉	藥草	香草烤雞翅	102
	3/29~3/31	◆對春季偏弱的肝有益：章魚、貝類、肉類、檸檬 ◆對腸道有益：洋蔥、迷迭香、發酵食品 ◆對心有害：酒精、香腸等加工肉類、油炸物			104
4月	4/1~4/7	各種絞肉	青椒．綠花椰菜	青椒鑲綠花椰雞絞肉	112
	4/8~4/14	鮭魚	香味蔬菜	香蔬煎鮭魚	114
	4/15~4/21	小松菜．水菜	五香粉	小松菜炒豬肉	116
	4/22~4/28	豬肉	蔥類	蔥捲豬肉、豬肉味噌湯	118
	4/29~4/30	◆對春季偏弱的肝有益的鐵：豬肉、絞肉、鮭魚 ◆為春季偏弱的肝排毒：水菜、小松菜、蔥類、五香粉、香味蔬菜 ◆對腸道有益：青椒、綠花椰菜、納豆、米糠漬物			120
5月	5/1~5/7	十字花科蔬菜	綜合豆	綜合豆芝麻葉沙拉	128
	5/8~5/14	辛香料	蘿蔔乾絲	醬燒三絲	130
	5/15~5/21	高麗菜	昆布	鹽昆布高麗菜	132
	5/22~5/28	茴香籽	白蘿蔔．蕪菁	茴香水、茴香漬白蘿蔔	134
	5/29~5/31	◆對春季偏弱的肝有益：十字花科蔬菜、辛香料、茴香籽、綜合豆類 ◆對腸道有益：高麗菜、蕪菁、昆布、蘿蔔乾絲			136

	週次	應避免的食材	可替代的食材	參考菜色	頁數
6月	6/1~6/7	小麥	米．豆渣		144
	6/8~6/14	高脂肪食物	小魚乾		146
	6/15~6/21	酒精飲料	檸檬氣泡水		148
	6/22~6/28	咖啡因	南非國寶茶		150
	6/29~6/30	◆對此時偏弱的肝、脾、心有益：小魚乾、南非國寶茶、玫瑰果茶、洛神花茶、檸檬 ◆對腸道有益：高麗菜、豆渣、海藻			152

	週次	適合的好食材	搭配的好食材	參考菜色	頁數
7月	7/1~7/7	椰子油	薏仁茶	椰子油薏仁拿鐵	160
	7/8~7/14	秋葵	納豆	秋葵納豆沙拉	162
	7/15~7/21	番茄	魚貝類	普羅旺斯燉菜	164
	7/22~7/28	埃及國王菜	薑		166
	7/29~7/31	◆ 對此時偏弱的心、脾有益：番茄、薑、魚貝類、椰子油、薏仁 ◆ 對腸道有益：埃及國王菜、秋葵、山藥、納豆、昆布 ◆ 對心有害：冰淇淋、刨冰、涼麵、果凍、所有冷飲			168
8月	8/1~8/7	青背魚	咖哩粉		176
	8/8~8/14	亞麻仁油·紫蘇油	魚卵	蒟蒻絲鱈魚子沙拉、法式胡蘿蔔沙拉、山藥或蓮藕拌炒鱈魚子	178
	8/15~8/21	核桃	大蒜	金平大蒜	180
	8/22~8/28	奇亞籽	酪梨	味噌漬酪梨、酪梨沙拉佐奇亞籽味噌醬	182
	8/29~8/31	◆ 多吃魚，少吃肉 ◆ 在涼拌菜中摻入核桃或奇亞籽，不要只使用芝麻 ◆ 多用亞麻仁油或紫蘇油，少用沙拉油			184
9月	9/1~9/7	海藻	雞蛋	薯蕷昆布煎蛋捲	192
	9/8~9/14	蘋果	黃豆粉		194
	9/15~9/21	可可	橄欖油	橄欖油可可飲	196
	9/22~9/28	檸檬	薑·丁香	香料漬檸檬、丁香檸檬茶	198
	9/29~9/30	◆ 海藻可滋潤腸道、修復腸壁，有助於改善消化系統及呼吸系統的失調			200
10月	10/1~10/7	凍豆腐	絞肉		208
	10/8~10/14	納豆	白芝麻		210
	10/15~10/21	手作香鬆	生菜沙拉·燙青菜	手作香鬆	212
	10/22~10/28	發酵糙米飯	紅豆		214
	10/29~10/31	◆ 對此時偏弱的肺有益：凍豆腐、白芝麻、百合根、白木耳 ◆ 對腸道有益：海帶芽、納豆、糙米、紅豆、味噌湯、米糠漬菜 ◆ 對心有害：義大利麵、披薩、蛋包飯、咖哩飯、焗烤、三明治			216
11月	11/1~11/7	高湯	關東煮		224
	11/8~11/14	香料醬油	鰤魚	醬油麴、醬漬鰤魚	226
	11/15~11/21	醬油麴	綠花椰菜	醬油麴拌綠花椰菜	228
	11/22~11/28	手作調味醬		薑汁香檸醋、醃漬液、美乃滋替代醬料、芝麻醬	230
	11/29~11/30	◆ 多做些自製高湯備用，並搭配其他食材 ◆ 對心有害：火鍋料、即食罐頭、調理包、冷凍食品			232
12月	12/1~12/7	山藥	味噌湯	山藥豬肉味噌湯	240
	12/8~12/14	燕麥片	菇類·綠色蔬菜	奶油燕麥粥、番茄燕麥粥	242
	12/15~12/21	豆腐	高麗菜		244
	12/22~12/28	南瓜	白蘿蔔	蘿蔔泥燉南瓜	246
	12/30~12/31	◆ 盡量保持生理時鐘的正常節奏 ◆ 享用營養又有飽足感的燕麥片早餐			248

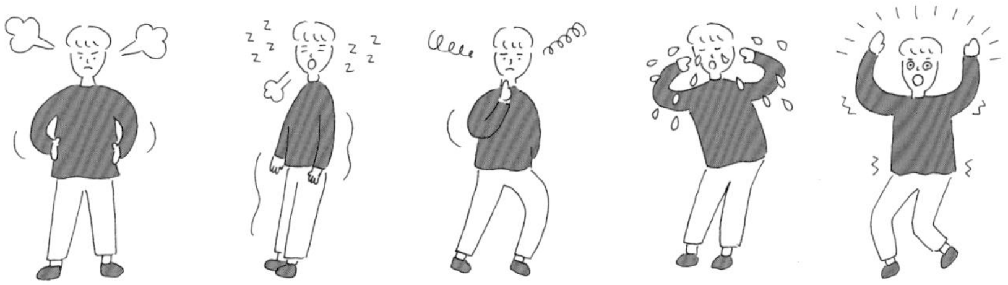

Carer 02

1 週 2 食材，讓心不發炎的解憂飲食

——心好累？讓「調身也調神」的食療習慣為你去煩、除勞、免疫吧！

作者——大久保愛
譯者——陳怡君
插畫——米村知倫

特約編輯——陳以音
美術構成——比比司設計工作室
行銷企劃——鄭悅君
選書企劃——楊詠婷

總編輯——郭玢玢
社長——郭重興
發行人兼出版總監——曾大福
出版——仲間出版／遠足文化事業股份有限公司
發行——遠足文化事業股份有限公司
地址——231 新北市新店區民權路 108-1 號 8 樓
電話——（02）2218-1417
傳真——（02）8667-2166
客服專線——0800-221-029
電子信箱——service@bookrep.com.tw
網站——www.bookrep.com.tw
劃撥帳號——19504465 遠足文化事業股份有限公司

印　製——通南彩印股份有限公司
法律顧問——華洋法律事務所　蘇文生律師

定　價——420 元
初版一刷——2020 年 6 月
初版二刷——2021 年 5 月

「1 週間に 1 つずつ 心がバテない食薬習慣」（大久保 愛）
1 SYUKAN NI HITOTSUZUTSU KOKORO GA BATENAI SYOKUYAKUSYUKAN
Copyright © 2019 by AI OKUBO
Illustrations © by Toshinori Yonemura
Original Japanese edition published by Discover 21, Inc., Tokyo, Japan
Complex Chinese edition published by arrangement with Discover 21, Inc.
through Japan Creative Agency Inc., Tokyo.

版權所有 翻印必究 缺頁、破損或裝訂錯誤請寄回更換
特別聲明：有關本書中的言論內容，不代表本公司／出版集團之立場與意見，文責由作者自行承擔

國家圖書館出版品預行編目（CIP）資料

1週2食材，讓心不發炎的解憂飲食——心好累？讓「調身也調神」的食療習慣為你去煩、除勞、免疫吧！

大久保愛著；陳怡君譯.
-- 初版. -- 新北市：仲間出版：遠足文化發行, 2020.6
面；　公分. --（Carer；2）

譯自 : 1週間に1つずつ心がバテない食薬習慣
ISBN　978-986-98920-1-8（平裝）
1.食療　2.養生　3.營養常識

418.91　　109005364